第37回

救急救命士
国家試験問題

解答・解説集

監修
山本保博　東和病院院長
　　　　　日本医科大学名誉教授

解答・解説
中野公介　川口市立医療センター救命救急センター
布施　明　日本医科大学付属病院高度救命救急センター准教授
冨岡譲二　社会医療法人緑泉会整形外科米盛病院副院長／救急部長
近藤久禎　独立行政法人国立病院機構災害医療センター
吉田竜介　吉田クリニック院長／元・救急救命東京研修所教授
田邉晴山　救急救命東京研修所
尾方純一　救急救命東京研修所

へるす出版

●解答・解説――――――――――――――――――――――

　監　　修：山本　保博
　午　　前
　　　A 1 〜30 ：中野　公介
　　　A 31 〜65 ：布施　　明
　　　A 66 〜100：冨岡　譲二
　　　A 101〜127：近藤　久禎

　午　　後
　　　B 1 〜23 ：吉田　竜介
　　　C 1 〜7 ：田邉　晴山
　　　D 1 〜25 ：尾方　純一
　　　D 26 〜43 ：田邉　晴山

はじめに

　消防庁救急企画室の調査研究によると、平成8年からの救急出動件数および搬送人員の実測値と、平成24～37年までの予測値を検討し、この数字を平成12～23年までの人口統計および平成24～37年までの将来推計人口と比較した。

　それによると、救急出動件数は平成24年以降徐々に上昇を続け、平成35～36年頃に約620万件に達し、その後減少に向かうと予測されている。救急搬送人員については、平成28～29年と、平成34～35年頃の二度にわたり最高値（約520万人および530万人）に達し、その後、徐々に減少すると予測されている。

　日本の人口構成については、平成22年に1億2千8百万人でピークとなり、その後しだいに減少傾向を辿り、平成35年には1億2千百万人と予想されている。平成23年以降、わが国の人口が減少に推移するにもかかわらず、救急出動件数と搬送人員は平成35年頃まで増加し続けることになる。

　このように救急救命士を中心として全国の救急隊員は、国民の生命を守る安全保障上の観点からもその活動の重要性が増加してきているのは当然といえる。

　現在、救急救命士法が施行されてから22年が経過し、救急救命士の行う処置範囲は着実に拡大され、平成26年4月からは意識障害患者に血糖測定とブドウ糖溶液投与、ショック患者に静脈路確保と輸液が行えるようになってきた。

　地域MC協議会や地域医療機関との連携のもと、加速する処置拡大に伴い、救急救命士の再教育はその質の担保と維持向上を図るためにさまざまな検討が進められてきた。

　救急救命士はプレホスピタルケアを担う職種として病院内とは異なった環境での活動という特徴があり、豊富な経験を有するベテランの救急救命士が若い救急救命士を指導するという「指導救命士」の創設と促進を実施していかなければならない。

　平成23年3月11日に発生した東日本大震災は、過去に経験しなかった巨大地震と津波災害とともに原発事故が同時に発生し、その爪痕は3年以上経過した今日でも、なお大きく残っている。この地震の震源域は南北に500km、東西に200kmと極めて広範囲で、市町村集落に通じる交通網が完全に地震と津波による土砂や瓦礫で遮断されてしまった。災害現場には、空路でしか人的・物的支援が輸送できない状況に陥ってしまったことが被害をより拡大していった。また同時に、電話やインターネットなどの通信網が停電や輻湊によって停止され、情報の双方向性が不可能になったことも被災者のストレスを高め精神的負担が拡大していったのである。

　この教訓は、蓋然性が高まっている東海・東南海・南海地震や首都直下型地震の対策に関しても、各自治体ごとに取り組んでゆかねばならず、救急救命士の諸君も医療人の一員として精一杯がんばってもらいたいと願っている。

2014年5月吉日

特定医療法人大坪会
東和病院　院長
日本医科大学名誉教授
山 本　保 博

「救急救命士国家試験」の実施要綱等についてのお問い合せは下記までお願いいたします。
〒113-0034 東京都文京区湯島3-37-4　CIC 湯島ビル7F
財団法人日本救急医療財団　TEL 03(3835)0099

● 第37回救急救命士国家試験における採点除外等の取扱いとした問題について

午前A問題　第33問

心電図について正しいのはどれか。**2つ選べ。**
1．心拍数の評価はP波で行う。
2．異常Q波は心筋壊死を示唆する。
3．心筋虚血発作時にはSTが変化する。
4．QT間隔が短くなると心室細動の発生率が高くなる。
5．基線とはS波とT波の間の平坦な部分のことである。

採点上の取扱い
正答肢はいずれも正解とする。

理　由
複数の正答肢があるため。

午後D問題　第26問

48歳の女性。倒れているところを家族が発見し、救急要請した。
　救急隊到着時観察所見：意識JCS10。呼吸数22/分。脈拍84/分、整。血圧120/74mmHg。SpO_2値96％。四肢の麻痺はみられない。腹部の所見の写真（別冊No. 6）を別に示す。
　この傷病者の病態で**認められない**のはどれか。1つ選べ。
1．浮　腫
2．しぶり腹
3．手掌紅斑
4．眼球結膜黄染
5．羽ばたき振戦

採点上の取扱い
採点対象から除外する。

理　由
医学雑誌に掲載された画像を視覚素材として取り扱ったことが不適切であると判断したため。

| 37 | 午前

◎指示があるまで開かないこと。

(平成26年3月9日　9時30分〜12時20分)

注 意 事 項

1. 試験問題の数は127問で解答時間は正味2時間50分である。
2. 解答方法は次のとおりである。
   (1) 各問題には1から5までの5つの答えがあるので、そのうち質問に適した答えを
       (例1)では1つ、(例2)では2つ選び答案用紙に記入すること。

   (例1)　101　県庁所在地　　(例2)　102　県庁所在地はどれか。
   　　　はどれか。1つ選べ。　　　　　　2つ選べ。
   　　　1．栃木市　　　　　　　　　　1．仙台市
   　　　2．川崎市　　　　　　　　　　2．川崎市
   　　　3．広島市　　　　　　　　　　3．広島市
   　　　4．倉敷市　　　　　　　　　　4．倉敷市
   　　　5．別府市　　　　　　　　　　5．別府市

   (例1)の正解は「3」であるから答案用紙の ③ をマークすればよい。

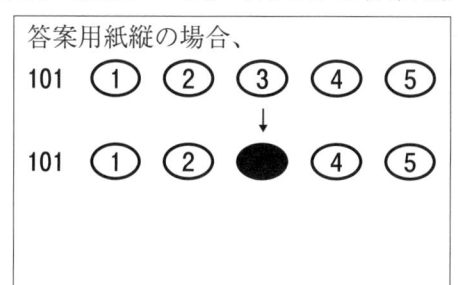

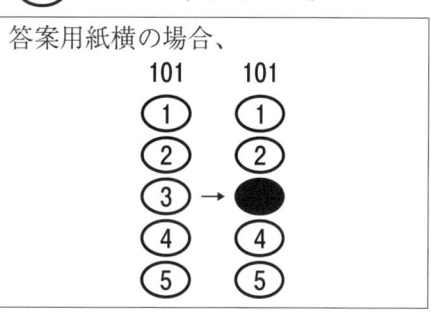

   (例2)の正解は「1」と「3」であるから答案用紙の ① と ③ をマークすればよい。

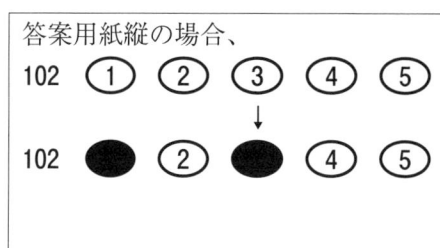

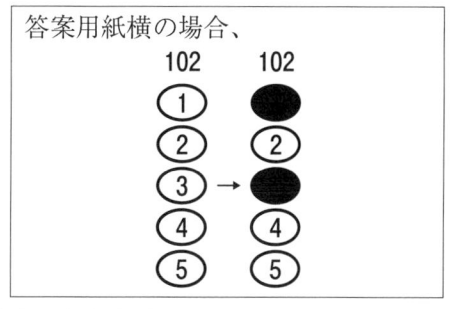

   (2) ア．(例1)の質問には2つ以上解答した場合は誤りとする。
       イ．(例2)の質問には1つ又は3つ以上解答した場合は誤りとする。

A

［解答・解説］中の「テキスト第8版①～⑤」は『改訂第8版　救急救命士標準テキスト第1巻～第5巻』（へるす出版）を表す。

4 午 前

1 蛋白質合成を主たる役割とする細胞小器官はどれか。1つ選べ。
1. 中心小体
2. ゴルジ装置
3. リソソーム
4. リボソーム
5. ミトコンドリア

[解答・解説]
1. 中心小体は、細胞分裂の際に重要な働きをする。 2. ゴルジ装置は、小胞体の産生物を加工して細胞内外に送り出す。 3. リソソームは、細胞内に取り込まれた栄養、細胞片、微生物や老化した細胞小器官を消化する。 <u>4. リボソームは、DNAの情報に従って蛋白質を合成する。</u> 5. ミトコンドリアは、ATPを盛んに合成する。(テキスト第8版①p.27～28)　**4**

2 卵巣から分泌されるホルモンはどれか。**2つ**選べ。
1. エストロゲン
2. 黄体ホルモン
3. 卵胞刺激ホルモン
4. 黄体形成ホルモン
5. 性腺刺激ホルモン放出ホルモン

1.2.卵巣は、卵細胞を貯蔵、成熟、排卵するだけの器官ではなく、女性ホルモンとよばれる<u>エストロゲンとプロゲステロン（黄体ホルモン）</u>の2つのホルモンを産生する内分泌器官である。 3.4.卵胞刺激ホルモン（FSH）と黄体形成ホルモン（LH）は下垂体から分泌される性腺刺激ホルモンである。 5.性腺刺激ホルモン放出ホルモン（GnRH）は、脳の視床下部から分泌される。(テキスト第8版①p.97～99)
1、2

3 表情筋に**含まれない**のはどれか。1つ選べ。
1. 頬　筋
2. 咬　筋
3. 笑　筋
4. 眼輪筋
5. 口輪筋

頭部、顔面部の筋系は、表層の皮筋（表情筋）と深層の咀嚼筋である。表情をつくる筋肉を総称して表情筋といい、前頭筋、眼輪筋、口輪筋、頬筋、笑筋などを含む。表情筋は顔面神経の支配を受ける。
側頭筋、咬筋、内側翼突筋、外側翼突筋などは咀嚼筋に含まれ、三叉神経の枝である下顎神経の支配を受ける。(テキスト第8版①p.18)　**2**

4 動脈血が流れているのはどれか。**2つ選べ。**
1. 門　脈
2. 右心室
3. 左心房
4. 肺動脈
5. 腹部大動脈

[解答・解説]
　体循環は、酸素化された左心室の動脈血を全身の末梢組織に灌流した後、右心室に戻る経路である。大動脈は上行大動脈を経て大動脈弓を形成し、腕頭動脈、左総頸動脈、左鎖骨下動脈を分岐し、胸部大動脈、腹部大動脈、総腸骨動脈とつながっていく。
　肺循環は右心室から静脈血が肺動脈幹に駆出され、左右の肺動脈に分かれて肺門から肺に入り、枝分かれしながら毛細血管として肺胞を取り囲み、ここでガス交換し静脈血は動脈血に変わり、左右2本ずつの肺静脈に注いだ後、肺門を出て左心房に還る循環である。
　すべての静脈は最終的に上大静脈か下大静脈に合流して循環してきた血液を心臓に戻すが、腹膜腔の消化管を流れた血液は直接に下大静脈に戻らず、肝臓を通過する門脈系を経由してから下大静脈を経て心臓に戻る。
(テキスト第8版① p.67～68)

3、5

5 脳幹を構成するのはどれか。**2つ選べ。**
1. 橋
2. 視　床
3. 被　殻
4. 中　脳
5. 下垂体

　中脳、橋、延髄を総称して脳幹という。脳幹には以下の3つの機能が存在する。
①意識の中枢・呼吸の中枢・循環の中枢など重要な中枢がある。
②大脳皮質と身体を結ぶ知覚や運動の伝導路が存在する。
③脳神経の神経核が存在する。
(テキスト第8版① p.38)

1、4

6 平衡感覚に関与するのはどれか。1つ選べ。
1．耳　管
2．蝸　牛
3．鼓　膜
4．耳小骨
5．三半規管

[解答・解説]
　平衡感覚器は、内耳にある「前庭（球形嚢、卵形嚢）」と「三半規管」からなり、おのおのに前庭神経が分布し、これらが静的・動的平衡感覚にかかわり、正しい姿勢を維持し、突然の動きに対して体位を保つことができる。（テキスト第8版① p.54）

5

7　消化酵素とそれにより分解される栄養素の組合せで**誤っている**のはどれか。1つ選べ。
1．ペプシン――――蛋白質
2．リパーゼ――――脂　肪
3．トリプシン―――脂　肪
4．アミラーゼ―――糖　質
5．マルターゼ―――糖　質

1.ペプシンは、胃底腺の主細胞から分泌されたペプシノゲンが塩酸により活性化されたもので、強力な蛋白分解酵素であり、蛋白質を加水分解する。　2.リパーゼは脂肪を分解する。多くの食物の脂肪分はほとんど中性脂肪であるが、中性脂肪はリパーゼによりモノグリセリドと脂肪酸に分解された後に胆汁中の胆汁酸により乳化され、小腸粘膜から吸収されリンパ管を経由して胸管に入り、リンパ流から血液に入る。　3.トリプシンは蛋白分解酵素で、蛋白質をアミノ酸に分解する。分解されたアミノ酸は小腸から吸収され、門脈経由で肝臓に移送される。　4.アミラーゼは糖質を麦芽糖やブドウ糖に分解する。分解された糖類は小腸から吸収されて門脈経由で肝臓に移送される。　5.マルターゼは腸液に存在する糖質分解酵素である。（テキスト第8版① p.82～86）

3

8 ハチに刺されてショックを起こすアレルギー反応に関与する免疫グロブリンはどれか。1つ選べ。

1. IgA
2. IgD
3. IgE
4. IgG
5. IgM

[解答・解説]
　ハチに刺されてショックを起こすアレルギー反応は、アナフィラキシーショックであり、Ⅰ型アレルギーである。免疫グロブリンはIgEが関与し、くしゃみ、悪心、腹痛、蕁麻疹、循環不全、気道狭窄から死亡する場合もある。血液分布異常性ショックをきたす素因のある人は、あらかじめ処方されたアドレナリンの自己注射器（エピペン®）を所持している場合があり、救急救命士はこれを用いて注射することが認められている。（テキスト第8版① p.104～106）　　　　　　　　　3

9 呼気筋群に含まれるのはどれか。1つ選べ。

1. 横隔膜
2. 僧帽筋
3. 腹直筋
4. 外肋間筋
5. 胸鎖乳突筋

　呼吸運動を担う筋を呼吸筋とよぶ。主な呼吸筋は横隔膜と肋間筋群である。呼気は吸気筋の弛緩により受動的に行われるが、咳など努力性に呼気を行う場合には、腹筋や内肋間筋の収縮が重要な役割を演じる。
　呼気筋群には、内肋間筋、腹直筋、外腹斜筋、内腹斜筋、腹横筋が含まれる。（テキスト第8版① p.62～64）　　　　　　　　　3

10 予防医学のなかで二次予防に分類されるのはどれか。1つ選べ。

1. 禁煙
2. 予防接種
3. がん検診
4. ジョギング
5. リハビリテーション

　予防医学における一次予防とは、疾病に至ることなく、よりいっそうの健康増進を図るために生活習慣を整えることであり、二次予防とは疾患の早期発見・早期治療をいい、三次予防とは、永続的な機能障害の回避をめざした機能訓練をいう。
　禁煙、予防接種、ジョギングは一次予防、がん検診は二次予防、リハビリテーションは三次予防である。（テキスト第8版① p.131）　　　　　　　　　3

11 人の発育期の区分とその期間の組合せで正しいのはどれか。1つ選べ。

  1．受精卵期―――――受精後0週～5週まで
  2．胎芽期―――――受精後5週～10週まで
  3．新生児期―――――出生4週まで
  4．乳児期―――――出生後2歳まで
  5．学童期―――――出生後7歳～18歳まで

[解答・解説]
　発育期の区分は、大きく出生前後に分けられる。
　出生前は、
　　受精卵期：0～2週まで
　　胎芽期：2～8週まで
　　胎児期：8～40週まで
の3期に分けられる。
　出生後は、
　　新生児期：生後4週まで
　　乳児期：1歳まで
　　幼児期：1～6歳まで
　　学童期：7～12歳まで
　　思春期：13～18歳まで
に分けられる。(テキスト第8版① p.124)

3

12 疾患と主な感染経路の組合せで正しいのはどれか。1つ選べ。

  1．後天性免疫不全症候群―――――飛沫感染
  2．流行性角結膜炎―――――接触感染
  3．インフルエンザ―――――空気感染
  4．B型肝炎―――――経口感染
  5．日本脳炎―――――垂直感染

ヒトからヒトへの「水平感染」のうち、主な感染経路は下記①～④の通りである。
①経口感染：食物や飲み水を介するもの――赤痢
②飛沫感染：直径5μm以上の飛沫粒子（咳、くしゃみ、会話）により感染を起こすもの。感染源のヒトと近く接することで濃厚感染が起こる――インフルエンザ
③空気感染：飛沫が気化し直径5μm以下の飛沫核となり空中を浮遊し感染するもの。感染源から離れた場所でも感染の危険性がある――麻疹
④接触感染：微生物との直接接触、医療器具などを介した間接接触によるもの――流行性角結膜炎
　一方、病原体をもつ母親から胎盤を介して胎児に、または出産時に産道を介して新生児に感染が起こる「垂直感染」を起こす代表的な病原体は下記の通りである。
　・B型肝炎ウイルス
　・サイトメガロウイルス
　・ヒト免疫不全ウイルス
(テキスト第8版① p.132～136)

2

13 成人男子体液の体重に対する割合の図（別冊 No. 1）を別に示す。細胞外液にあたるのはどれか。1つ選べ。

1．A
2．B
3．C
4．D
5．E

別　冊
No. 1　図

[解答・解説]
　成人男子では体重に占める水分の割合は約60％である。身体中の水分（体液）は細胞内液（体重の約40％）と細胞外液（体重の約20％）に分けられる。細胞外液はさらに血漿（体重の約5％）と間質液（体重の約15％）に分けられる。（テキスト第8版①p. 29～32）

3

14 死体現象について正しいのはどれか。1つ選べ。

1. 失血死の死斑は程度が弱い。
2. 体温は死後毎時間2℃降下する。
3. 死後硬直は股関節から出現する。
4. 角膜の混濁は閉眼時には早く出現する。
5. 死後硬直は低温環境下では早く出現する。

[解答・解説]
　死体現象とは、心停止後に身体に現れる物理的・化学的・生物学的変化を総称したものであり、心停止後まもなく現れる「早期死体現象」と、しばらく時間を経てから現れる「晩期死体現象」がある。
　早期死体現象には死斑、死後硬直（死体硬直）、乾燥と角膜の混濁、体温下降がある。
　1.心停止後、血液循環は停止し血管内血液は重力に従って下方に溜まり、体表から死斑としてみえる。失血死の場合、循環血液量は減少するため、死斑の出現は遅く程度も弱い。　2.心停止後、体温は徐々に環境温に近づいていく。体温下降は春秋であれば心停止後10時間までは毎時1℃降下し、10時間以降は毎時0.5℃降下するといわれている。　3.死後硬直は心停止後約30分～2時間で顎関節から出現し始めることが多い。顎関節に次いで四肢の大関節、手指、足趾へと下降性に出現することが多く、6～8時間で全身の諸関節に及び、12～18時間でもっとも強い硬直の状態となる。　4.心停止後、体表面の粘膜や皮膚から水分が蒸発し乾燥が始まる。角膜は閉眼している場合、心停止後数時間～12時間で乾燥し徐々に混濁が始まる。開眼している場合には、心停止後約2時間で混濁し始めることがある。　5.死後硬直の出現は、死体温や環境温が高いと早い。また、死亡直前に激しく運動していた人や痙攣があった人でも早い。（テキスト第8版① p.172～174）

1

15 成傷器と損傷の組合せで正しいのはどれか。**2つ選べ**。
1．紙————————切 創
2．鉄 棒————————刺 創
3．き り————————杙 創
4．弾 丸————————射 創
5．ガラス片————————割 創

[解答・解説]
　創傷はその形状および受傷機転により分類される。主な鋭器損傷を下記にあげる。
①切創：線状の損傷。創面は滑らかで直線状であり、表皮剝離（脱）を伴わない。ナイフのような刃物で切り裂いた場合などによる。
②刺創：細長い鋭器で突き刺した損傷。創口に比して創が深いのが特徴である。針、ナイフ、槍、包丁などの刃器やドライバーなどの比較的先端が鋭で、刃がない器具などによる。
③杙創：刃物以外の比較的鈍的構造物が刺入した損傷。杙や鉄棒などの棒状の構造物の上に落ちたり、飛来して突き刺さり受傷する。
④射創：銃器の弾丸や火薬による創。「銃創」ともいう。貫通射創、盲管射創、反跳射創、擦過射創などの種類がある。
⑤割創：斧などの比較的重い鈍器により叩き切られた創傷。鈍的外傷と鋭的外傷の中間的な性状を呈する。創周囲に限局して組織の挫滅を認める。裂創が皮膚組織すべてを引き裂き、骨などの内部組織が露出するような損傷である。
（テキスト第8版① p.165〜167）
1、4

16 血糖値の急激な低下でみられる症候はどれか。**2つ選べ**。
1．発 疹
2．発 熱
3．脱力感
4．意識障害
5．皮膚乾燥

　血糖値が急激に低下すると脱力感、ふらつき、ふるえ、発汗、動悸、頻脈などの症状を呈するが、もっとも重要な症状は意識障害である。低血糖は空腹時あるいは長期間にわたり食事摂取ができなかった場合のみならず、胃切除後の患者の食後（ダンピング症候群）やインスリン産生腫瘍（インスリノーマ）、重篤な肝疾患、医原性などによっても生じる。（テキスト第8版① p.143〜144）
3、4

17 先天性風疹症候群に高率でみられる奇形はどれか。**2つ選べ**。
1．右胸心
2．口蓋裂
3．心奇形
4．合指症
5．聴力障害

[解答・解説]
　胚子あるいは胚芽の時期に母体が風疹に感染すると、その児に高率に心奇形、聴力障害、精神遅滞などが発生することがあり、先天性風疹症候群とよばれる。(テキスト第8版① p.161～162)　　　　　　3、5

18 生活保護による扶助が**受けられない**のはどれか。1つ選べ。
1．医　療
2．介　護
3．結　婚
4．出　産
5．葬　祭

　現行の「生活保護法」は、憲法第25条に規定する理念に基づき、国が生活に困窮するすべての国民に対し、その困窮の程度に応じて必要な保護を行って健康で文化的な最低限度の生活を保障するとともに、自立を支援することを目的としている。
　生活保護の種類は、生活、教育、住宅、医療、介護、出産、生業および葬祭の8つであり、それらの扶助は、要保護者の必要に応じ、単給または併給として行われる。(テキスト第8版① p.211～212)　　　　　3

19 我が国の人口ピラミッドについて正しいのはどれか。1つ選べ。
1．75歳以上を老年人口という。
2．18歳未満を年少人口という。
3．年少人口の割合は増えつつある。
4．老年人口は全人口の約1/4である。
5．生産年齢人口は全人口の半分以下である。

　平成21(2009)年の人口ピラミッドは、第1次ベビーブーム(60～62歳)と第2次ベビーブーム(35～38歳)による2つの凸とその世代間と20歳以下の凹から構成される、いわゆる「ひょうたん型」をしている。
　平成22(2010)年では、全人口に占める年齢階級別人口の割合は、年少人口(0～14歳)が13.2%、生産年齢人口(15～64歳)が63.7%、老年人口(65歳以上)が23.1%である。年少人口は昭和50(1975)年以降減少傾向にある。(テキスト第8版① p.178～180)　　　　　4

20 平成23年に、我が国の死亡率で第4位から第3位となったのはどれか。1つ選べ。
  1．肺炎
  2．自殺
  3．心疾患
  4．不慮の事故
  5．脳血管疾患

[解答・解説]
平成22(2010)年のわが国の死亡率の第4位は肺炎である。厚生労働省による人口動態統計によると、平成23(2011)年の死亡率の第3位は肺炎である。第1位は悪性新生物、第2位は心疾患、第4位は脳血管疾患、第5位は不慮の事故であった。
救急救命士は医療関係者でもあり、社会情勢や医療情報など、最新の情報に触れるように心がける必要がある。(テキスト第8版① p.178〜183)　　1

21 健康寿命について正しいのはどれか。1つ選べ。
  1．我が国独自の概念である。
  2．生産年齢の期間は含まれない。
  3．介護が必要な期間は含まれない。
  4．ある年齢の人に期待される生存年数である。
  5．平均寿命との差が短いほど介護費用が増大する。

WHOは健康を、「肉体的、精神的、社会的に完全に良好な状態であって、単に病気がない、虚弱でないということではない」と定義している。
また、近年「健康寿命」という概念を導入しているが、これは、「従来の平均寿命から寝たきりや認知症などの介護状態の期間を差し引き、いわゆる自立している期間に着目した寿命」である。(テキスト第8版① p.178〜180)　　3

22 海上保安庁の救急救命士が加入する保険はどれか。1つ選べ。
  1．船員保険
  2．国民健康保険
  3．全国健康保険協会保険
  4．国家公務員共済組合保険
  5．地方公務員共済組合保険

海上保安庁の救急救命士は国家公務員であるので、国家公務員共済組合保険に加入する。(テキスト第8版① p.218〜221)　　4

23 救急救命士の役割と責任について適切なのはどれか。**2つ選べ。**

1. 講習会に参加し資質の向上に努める。
2. 傷病者とのコミュニケーションの訓練をする。
3. 特定行為は通信指令員から具体的指示を受ける。
4. 救急現場では市民の心肺蘇生法に間違いがあれば指摘する。
5. 傷病者の搬送先には出来るだけ高次の医療機関を選択する。

[解答・解説]
1. 救急医療とともに医療機器の進歩も急速であり、救急救命士もその進歩に十分対応する必要がある。そのためには、定期的な講習会への参加、実習や研修への参加、学会発表などで資質の維持・向上に努めなければならない。 2. 緊急事態のなかにいる傷病者や家族等の関係者に対して、常に信頼を得て対応できるように日頃から傷病者やその関係者等への接し方、情報収集の仕方、コミュニケーションの取り方等について訓練したり考えておく習慣をつける必要がある。 3. 特定行為は医師の具体的指示が必要であり、救急救命士法は、医師の具体的指示を受けずに特定行為を行うことを禁じている（同法第44条第1項）。 4.「救命の連鎖」としての一般市民の参加は救命率向上に大きな効果をもたらす。一般市民による応急手当が適切に実施されるためには、救急救命士が中心となって講習会などを開催し、救急医療普及活動を行うことが必要である。 5. 救急医療機関の選定は救急救命士の重要な業務の1つである。傷病者の観察と全体の状況からもっとも適切と判断される医療機関を選択し、医療機関の医師に必要十分な情報を伝え、収容の了解を得て、迅速に搬送する。（テキスト第8版② p. 31〜37）

1、2

24 心的外傷後ストレス障害（PTSD）について**誤っている**のはどれか。1つ選べ。

1．睡眠障害が起こる。
2．フラッシュバックがある。
3．慢性のストレス反応である。
4．救急隊員はハイリスク集団である。
5．デフュージングは出動直前に行う。

[解答・解説]
　心的外傷後ストレス障害（PTSD）は、心的外傷体験（トラウマ）によるストレス反応が遷延して発生する慢性ストレス反応であり、①再体験、②過覚醒、③回避、の大きく3つの症状がみられる。
①再体験とは、体験を示唆する映像、臭い、音などの刺激で体験の記憶が不快感を伴い鮮明に蘇るもので、覚醒時のフラッシュバック、睡眠時の悪夢がみられる。発汗、頻脈、血圧上昇、嘔気を伴う。
②過覚醒とは、周囲の変化に対する病的な神経過敏をいう。危険な刺激とそうでないものとの判別が困難となり、集中力や判断力の低下、入眠困難などの睡眠障害がみられる。
③回避とは、その出来事を思い出させる対象や場所・人などを避ける症状をいう。
　なお、デフュージングとは、災害発生直後に行われるグループミーティングであり、関係者が自由に会話をして感情を発散させる目的で行う。
（テキスト第8版②p.217〜220）

25 救急病院の要件について正しいのはどれか。**2つ選べ。**
 1．集中治療室を備えている。
 2．傷病者の搬入に適した構造設備を有している。
 3．重篤な傷病者を常に受け入れることができる。
 4．医師、看護師、救急救命士への研修を行う体制を有している。
 5．救急医療について相当の知識を有する医師が常時診療に従事している。

[解答・解説]
「救急病院」は、都道府県が策定する医療計画で入院が必要な重症救急傷病者を収容する第二次救急医療機関と位置づけられ、次の基準を満たすことが求められている。
①救急医療について相当の知識および経験を有する医師が常時診療に従事していること。
②X線装置、心電図、輸血および輸液などのための設備、その他救急医療を行うために必要な施設および設備を有すること。
③救急医療を要する傷病者のために優先的に使用される病床または専用病床を有すること。
④救急隊による傷病者の搬送に容易な場所に所在し、かつ、傷病者の搬入に適した構造設備を有すること。
（テキスト第8版② p.9～11）
 2、5

26 救急搬送時、特に誤嚥に注意すべきなのはどれか。**2つ選べ。**
 1．動 悸
 2．過呼吸
 3．腹部膨満
 4．気管支喘息発作
 5．急性アルコール中毒

救急搬送中の誤嚥は頻度の高い事象である。とくに、急性薬物中毒、脳血管障害、腸閉塞などで腹部膨満があるもの、食後、高齢者、各種ショック、意識障害（とくにJCSⅡ-30以上）などの病態下で起こりやすい。また、バッグ・マスクなどを使用して人工呼吸を行う際にバッグ加圧時間が短すぎると、胃内に空気が押し込まれて誤嚥の危険性が高くなるので注意が必要である。
急性アルコール中毒患者で意識障害をきたしている状態では誤嚥に注意が必要である。（テキスト第8版② p.225） 3、5

27 エピペン®の副作用として考えられるのはどれか。**2つ選べ。**
1．胸　痛
2．複　視
3．発　熱
4．不整脈
5．血圧下降

[解答・解説]
　エピペン®は、アナフィラキシー発現時の治療に用いられるアドレナリン自己注射用キットで、アドレナリンの薬液と注射針が内蔵されている。アナフィラキシー症状を認める傷病者が、自己注射可能なアドレナリン製剤（エピペン®）を処方されているが自分自身では使用することが困難な場合、救急救命士はその使用を補助する。
　エピペン®の注意すべき副作用として、著しい血圧上昇、頻脈、不整脈、心筋虚血などが示されている。（テキスト第8版②p.145〜147）　　1、4

28 リスボン宣言にある患者の権利に**含まれない**のはどれか。1つ選べ。
1．転院を求める権利
2．検査結果を知る権利
3．食事指導を受ける権利
4．他人に病状を知られない権利
5．自殺企図で救命を拒否する権利

　リスボン宣言は、1981年にリスボン（ポルトガル）において行われた第34回世界医師会において採択された宣言で、「患者の権利に関する宣言」である。
　リスボン宣言における患者の主要な権利として下記の①〜⑧の項目があげられ、同様に⑨〜⑪についても述べられている。
①良質な医療を受ける権利
②選択の自由についての権利
③自己決定の権利
④情報を得る権利
⑤秘密保持を得る権利
⑥健康教育を受ける権利
⑦尊厳を得る権利
⑧宗教的支援を受ける権利
⑨意識のない患者への対応
⑩法的無能力の患者への対応
⑪患者の意思に反する処置
（テキスト第8版②p.3）　　5

29 現場到着時の所見について重症度と緊急度とがともに高いのはどれか。1つ選べ。
1. 転倒して手をつき、前腕に変形を伴い骨の露出がある。
2. 熱湯を右上肢全体に浴び、水疱があり痛みを訴えている。
3. 胃癌末期の緩和治療中で、腹部緊満のため呼吸困難を訴えている。
4. 高血圧の治療中で、前胸部から背部に貫く疼痛が突発し持続している。
5. 前立腺肥大の治療中で、昨夜から排尿できず下腹部が膨満し疼痛がある。

[解答・解説]
「重症度」は、各病態が生命予後または機能予後に影響を与える程度であり、「緊急度」は、時間経過が各病態の生命予後または機能予後に影響を与える程度である。
重症度・緊急度は、発症経過、観察所見(生理学的・解剖学的評価の異常、症状)、患者因子・属性(年齢、予備能、既往疾患、発症前のADLなど)によって総合的に判断する。
設問の選択肢のなかで4.は、急性大動脈解離や急性心筋梗塞などの心疾患が考えられ、重症度・緊急度ともに高く、迅速に対処すべきものである。(テキスト第8版② p.78〜84)　**4**

30 体温管理について正しいのはどれか。**2つ選べ**。
1. 腋窩温は中心部体温より高い。
2. 心拍再開後は高体温を回避する。
3. 低体温を急激に復温すると血圧上昇を来す。
4. 発熱傷病者のシバリング抑制に冷却が有効である。
5. 熱中症の高体温には常温の水で濡らしたタオルを用いる。

1.腋窩温は発汗などの影響を受けやすく、身体の中心部体温に比べ0.6〜0.9℃程度低い。 2.心拍再開後は脳保護目的に低体温療法を行うことがある。軽度低体温(32〜34℃)は脳保護に有利に働く場合があるからである。 3.急激な加温は末梢血管の拡張をきたし、血圧低下を引き起こすことがある。また、体表面からの急速な加温は、末梢血管の拡張により皮膚の冷たい血液が急激に心臓に還流するため、心室細動などを誘発することがある。 4.シバリングを起こしている発熱傷病者では、視床下部の体温調節のセットポイントが高温へシフトしており、冷却の効果が少ない場合がある。 5.熱中症や悪性症候群などの高体温の傷病者では、冷たい水やアルコールを使用すると皮膚の血管が収縮して皮膚血流量が低下し、身体の中心部の冷却効果が減少するため、タオルやガーゼを濡らす水は常温がよい。(テキスト第8版② p.171〜172)　**2、5**

31 乳酸リンゲル液について正しいのはどれか。1つ選べ。
1．等張液である。
2．ブドウ糖が含まれている。
3．カリウムは含まれていない。
4．出血量の補充には同量を投与する。
5．呼吸性アルカローシスを補正する。

[解答・解説]
　乳酸リンゲル液は細胞外液の電解質組成に近似している（等張液）。組成にブドウ糖は含まれておらず、電解質としてナトリウム130mEq/l、カリウム4mEq/l、カルシウム3mEq/l、クロール109mEq/lが含まれており、適切な電解質および水分の補給ができる。さらに乳酸ナトリウム（28mEq/l）が含まれており、体内で代謝されてHCO_3^-となりアシドーシスを補正する。出血量を細胞外液である乳酸リンゲル液で補充するには出血量の4倍が必要である。（テキスト第8版② p.186）

1

32 図（別冊 No.2）に示す操作で確認する症候はどれか。1つ選べ。
1．髄膜刺激
2．胸膜刺激
3．腹膜刺激
4．知覚過敏
5．腱反射亢進

```
┌─────────┐
│  別　冊  │
│ No. 2 図 │
└─────────┘
```

　図（別冊 No.2）に示されているのは、髄膜刺激症状のケルニッヒ徴候である。傷病者を仰臥位とし、一側の膝を屈曲位にして下肢を股関節で腹側に曲げ、直角位にまでもってきたところで膝関節を伸ばそうとするとき項部に痛みを伴う抵抗があり、十分伸びないときに、ケルニッヒ徴候陽性と判断する。ほかに髄膜刺激症状として、項部硬直、ブルジンスキー徴候が知られている。腹膜刺激症状として筋性防御（デファンス）、反跳痛（ブルンベルグ徴候）がある。（テキスト第8版② p.64, ④ p.60）

1

33 心電図について正しいのはどれか。**2つ選べ**。
1．心拍数の評価はP波で行う。
2．異常Q波は心筋壊死を示唆する。
3．心筋虚血発作時にはSTが変化する。
4．QT間隔が短くなると心室細動の発生率が高くなる。
5．基線とはS波とT波の間の平坦な部分のことである。

[解答・解説]

午前A第33問については、正答肢はいずれも正解とする扱いがとられた。(理由：複数の正答肢があるため)

心拍数の評価は1分間あたりのQRS波の数で行う。正常では明らかには認められないQ波があれば、心筋梗塞の一所見である。心筋虚血ではST部分が上昇(ST上昇)または下降(ST下降)する。QT間隔が延長すると心室細動や心室頻拍の発生率が高くなる。通常、基線はT波の終わりからP波の始まりまでの平坦な部分をさす。(テキスト第8版② p.124〜125)

解答不能（2、3、4）

34 浮腫について正しいのはどれか。**2つ選べ**。
1．体液の過剰に伴い発生する。
2．慢性心不全では上肢に多くみられる。
3．浮腫様顔貌では口唇に特徴的にみられる。
4．甲状腺機能低下によるものは指圧痕が残る。
5．血管神経性浮腫（クインケ浮腫）は一過性にみられる。

皮膚が水分を含んでむくんだ状態になっているのを「浮腫」とよび、体液過剰、心不全、腎不全、内分泌疾患の存在を示唆する。

慢性心不全では下腿浮腫が出現するのが特徴で、病院前でも観察可能な有用な所見である。しかし、低アルブミン血症でも浮腫を認めるので、心不全に特異的な所見ではない。浮腫状（様）顔貌は心疾患や腎疾患により顔面、とくに眼瞼の浮腫を伴うことが多い。甲状腺機能低下症（粘液水腫）に伴う浮腫は、弾力を帯び、骨に向かって圧迫しても凹みが生じない。クインケ浮腫は皮膚・粘膜の深部を中心とした限局性浮腫で、とくに顔面の口唇や眼瞼に好発する。通常は数分〜数時間で軽快消失する。多くは原因がなくなると自然に軽快する。(テキスト第8版② p.52,② p.67〜68,③ p.30)

1、5

35 放射線事故における汚染傷病者への対応について**誤っている**のはどれか。1つ選べ。

1．標準予防策をして救命処置を行う。
2．脱衣は二次汚染防護に有効である。
3．救急車内をビニールシートで養生する。
4．被曝線量はシーベルト（Sv）で評価する。
5．身体表面汚染はアラーム付個人線量計で判断する。

[解答・解説]
　放射性物質の付着した二次汚染の防護の基本は、傷病者を脱衣すること、および感染防護の標準予防装備（スタンダードプレコーション）である。救急車内に汚染が付着拡大するのを防止するために、ビニールシートで車内を覆う。ただし、傷病者の容態が悪く搬送を急ぐためシートなどで覆う時間がない場合は、毛布やシーツで包むだけでも汚染拡大は防止される。放射線防御の観点で重視されるのがシーベルトであり、放射線の種類によって異なる量を修正したうえでの人体が吸収した生物学的線量当量である。放射性物質が傷病者に付着しているか否かはGM式サーベイメータで測定検査する。（テキスト第8版② p.208〜210）　　　5

36 気管挿管時に気管内チューブの先端位置を確認するために行う聴診部位はどこか。2つ選べ。

1．前頸部
2．両腋窩部
3．胸骨左縁
4．心尖部
5．心窩部

　聴診による気管挿管時の気管内チューブ先端位置の確認については、テキストでは「胸部の視診と聴診を素早く行う」としか記載されていない（テキスト第8版② p.113）。確認については胸郭の膨らみがある場合は、心窩部および両（中）腋窩部にて呼吸音を確認する（へるす出版刊『救急診療指針』改訂第4版 p.141）。（テキスト第8版② p.113）　　　2、5

37 広範囲熱傷の傷病者を救急車で搬送する場合、創傷被覆に適切なのはどれか。1つ選べ。

1. 三角巾
2. ガーゼ
3. ネット包帯
4. タオル包帯
5. アルミシート

[解答・解説]
　熱傷部分の表皮や水疱を保護し、かつ、体温低下を防止するため被覆を行う。熱傷部位を冷却した後、清潔なアルミシートやタオルで覆い、テープで固定する。熱傷による水疱はできる限り破らないように、慎重かつ愛護的に処置を行う。脱衣の際、傷病者が強い疼痛を訴えたり、水疱が破れる可能性がある場合は衣類を脱がせない。広範囲熱傷ではアルミシートが効果的である。（テキスト第8版② p. 154）　　　　**5**

38 病院前救護におけるプロトコールについて正しいのはどれか。**2つ選べ**。

1. 内容は全国一律である。
2. 医師の事前指示書として位置づけられる。
3. 簡素化してアルゴリズムとして表現される。
4. 直接的メディカルコントロールの一つである。
5. 医行為に関わる法的な規程をまとめたものである。

　プロトコールの内容は各地域のメディカルコントロール協議会により各地の救急医療事情に応じて策定される。プロトコールは傷病者に直接関係する処置などについて医学的根拠に基づく、医師による指示書の意味合いをもち、簡素化され、アルゴリズムやフローチャートの形で表現されることが多い。救急現場および搬送途上での処置・搬送のプロトコールの策定は、前向き（事前）の間接的メディカルコントロールの1つである。プロトコールは、傷病者に対する行為に関してその手順を文書化したものであって、医行為にかかわる法的な規程をまとめたものではない。（テキスト第8版② p. 17～18）　　**2、3**

39 感染防止について正しいのはどれか。**2つ選べ。**
1．抗菌薬は消毒薬に分類される。
2．滅菌ではウイルスは死滅しない。
3．清潔操作とは塵埃を付着させない操作をいう。
4．接触感染予防策ではガウン・手袋の着用が必須である。
5．標準予防策は全ての傷病者が感染しているとの前提で行う。

[解答・解説]
　抗菌薬は消毒薬には分類されない。抗菌薬は傷病者に投与されるものであるのに対し、消毒薬は医療機器などに対して病原性微生物を殺滅するために用いられる。滅菌とは病原の有無を問わずすべての微生物（細菌だけでなくウイルスなども含めて）を死滅させることである。清潔とは、消毒（病原性微生物を殺滅する、あるいは能力を減退させて病原性をなくす、または減弱させること）あるいは滅菌（上述）された状態を意味し、清潔操作はそのような状態で行われる操作であって、単に塵埃を付着させない操作ではない。接触感染予防策として、原則的には腕が隠れるガウンと手袋の装着を行う。標準予防策とは、すべての傷病者に何らかの感染症があるという前提のもとに行われる予防策をさす。ガウン、マスク、手袋の着用を基本とし、ゴーグルや足袋の使用も適宜組み合わせて行う。（テキスト第8版② p.198～199）　**4、5**

40 救急救命処置に含まれるのはどれか。**2つ選べ。**
1．熱中症傷病者に対する輸液
2．心肺停止傷病者に対する気管挿管
3．心停止傷病者に対するアトロピン静注
4．高血糖傷病者に対するインスリン皮下注
5．アナフィラキシー傷病者に対するアドレナリン投与

　救急救命処置の範囲についてはテキスト第8版② p.36の表6-1を参照されたい。熱中症傷病者に対する輸液は認められていない。心肺停止状態の患者に対しては気管挿管のほか、乳酸リンゲル液を用いた静脈路確保のための輸液、アドレナリンの投与が認められているが、アトロピンの静注は認められていない。高血糖傷病者に対するインスリン皮下注も認められていない。平成21(2009)年3月より、傷病者があらかじめ自己注射が可能なアドレナリン製剤の処方を受け、アナフィラキシーショックにより生命が危険な状態にあった場合、救急救命士の同剤の使用が可能になった。（テキスト第8版② p.35～36）
　2、5

41 重症度・緊急度の判断に**使用しない**のはどれか。1つ選べ。

1. 年　齢
2. 既往症
3. SpO_2値
4. 受傷機転
5. 本人の希望

[解答・解説]
　重症度・緊急度は、発症経過、観察所見（生理学的・解剖学的評価の異常、症状）、患者因子・属性（年齢、予備能、既往疾患、発症前のADLなど）によって総合的に判断する。この判断に患者本人の希望は含まれていない。生命予後の観点から重症度・緊急度を判断する場合には、生理学的評価、解剖学的評価、その他症状などによる異常、患者属性の順に評価していく方法が推奨されている。（テキスト第8版② p.78〜79）　　**5**

42 全脊柱固定の手順で適切なのはどれか。1つ選べ。ただし、(a)背面観察、(b)Z字移動、(c)ヘッドイモビライザー装着、(d)バックボード挿入、(e)頸椎カラー装着、とする。

1. (a)→(c)→(d)→(b)→(e)
2. (c)→(e)→(a)→(d)→(b)
3. (d)→(e)→(a)→(b)→(c)
4. (e)→(a)→(d)→(b)→(c)
5. (e)→(d)→(b)→(a)→(c)

　ログロールとバックボードによる全脊柱固定（仰臥位傷病者の場合）は、①頸部を中間位に保持し、頸椎カラーを装着する、②バックボードを傷病者の横に置く、③中間位を保持しつつ、上半身と下半身を担当する隊員は手をクロスさせ体幹を保持する、④中間位を保持している隊員の合図で、傷病者の脊柱軸がねじれないように横向きにする、⑤傷病者を横向きにした状態で保持し、上半身担当隊員は背面の観察を行う、⑥上半身担当隊員はバックボードを傷病者側へ引き寄せる、⑦頭部を保持している隊員の合図でゆっくりとバックボードの上に下ろす、⑧身体をボードの中央に移す（Z字移動）。ヘッドイモビライザーによる頭頸部の保護(固定)は、体幹部をベルトで固定した後に行う。（テキスト第8版② p.163）　　**4**

43 頸静脈怒張の判断に適した体位はどれか。1つ選べ。
1．仰臥位
2．側臥位
3．腹臥位
4．半坐位
5．ショック体位

[解答・解説]
　外頸静脈は通常、仰臥位では認められることがあっても坐位では認められない。出血や脱水で循環血液量が減少し、静脈圧が低下しているときには、仰臥位でも頸静脈が観察できなくなる。外頸静脈怒張が半坐位や坐位でも認められる場合、緊張性気胸、右心不全、うっ血性心不全、心タンポナーデなどが疑われる。(テキスト第8版② p.69)
4

44 カプノメータについて正しいのはどれか。**2つ選べ**。
1．胸骨圧迫の質を評価できる。
2．過換気状態では高値を示す。
3．呼気中の酸素を測定している。
4．呼気平坦相の基準値は50mmHgである。
5．気管内チューブの食道挿管を発見できる。

　呼気二酸化炭素分圧は心拍出量の影響も受けるため、心肺停止傷病者に対する胸骨圧迫の評価としても活用できる。胸骨圧迫による心拍出量が増すにつれ呼気二酸化炭素分圧も高くなる。呼気終末期における呼気二酸化炭素分圧の値を呼気終末二酸化炭素分圧($ETCO_2$)とよぶ。通常は動脈血二酸化炭素分圧($PaCO_2$)に近い値を示す(36〜38mmHg)。過換気状態では低値を示す。カプノメータ(呼気二酸化炭素モニター)は、呼気中に含まれる二酸化炭素分圧を連続的に測定するものである。気管内チューブが誤って食道内に挿管された場合、呼気中には二酸化炭素が検出されないため、気管内チューブの食道挿管を発見できる。(テキスト第8版② p.88〜89)
1、5

45 眼痛を伴う視覚障害を来す疾患はどれか。1つ選べ。
1．脳梗塞
2．角膜炎
3．白内障
4．網膜剥離
5．結膜下出血

[解答・解説]
　視覚障害には視力障害と視野障害がある。主な非外傷性の視力障害としては、網膜剥離、網膜血管閉塞症、緑内障、ヒステリーがあり、視野異常では網膜剥離、網膜血管閉塞症、心因性視野異常のほか、脳血管障害や脳腫瘍でも起こる。眼痛を訴えるものとしては緑内障、角膜傷害、ブドウ膜炎があり、角膜傷害が起こり、角膜が混濁したりすれば視覚障害も引き起こされるため、選択肢からは角膜炎が正しい。（テキスト第8版③ p. 162〜164）
　　　　　　　　　　2

46 嫌気性代謝でみられるのはどれか。**2つ選べ**。
1．乳酸産生
2．脂肪酸酸化
3．ピルビン酸産生
4．グリコーゲン産生
5．ミトコンドリアでのATP産生

　解糖（酸素を必要としない反応で嫌気性代謝という）では、1分子のグルコースが細胞質において2分子のピルビン酸に分解される。この際に差し引き2分子のATPが産生され、さらにピルビン酸は補酵素であるNADHから水素を受け取り乳酸となる。
　ミトコンドリアでATPを産生するのは好気性代謝であり、そのなかで飢餓や絶対的インスリン欠乏のとき、脂肪酸酸化が起こる。過剰に摂取された糖質はグリコーゲンとして肝臓に貯蔵される。（テキスト第8版① p. 141、③ p. 9）
　　　　　　　　　1、3

47 グラスゴー-ピッツバーグ脳機能カテゴリーのうち、カテゴリー2に該当するのはどれか。1つ選べ。
1. 脳死または死亡している。
2. 日常的に介助を必要とする。
3. 普通の生活ができ労働が可能である。
4. 周囲との会話や精神的交流が欠如している。
5. 保護された状況でパートタイムの仕事ができる。

[解答・解説]
　心肺停止傷病者の機能的な回復程度を表す指標としてグラスゴー-ピッツバーグ脳機能・全身機能カテゴリーがある。脳機能カテゴリー(CPC)は1〜5の段階があり、CPC1：機能良好、CPC2：中等度障害（意識あり。保護された状況でパートタイムの仕事ができ、介助なしに、着替え、旅行、炊事などの日常生活ができる。片麻痺、痙攣失調、構音障害、嚥下障害、記銘力障害、精神障害など、CPC3：高度障害、CPC4：昏睡、CPC5：死亡、もしくは脳死、である。（テキスト第8版③ p.58〜59）　　　　5

48 冠灌流圧の定義はどれか。1つ選べ。
1. 収縮期の右心室圧と肺動脈圧との差
2. 拡張期の大動脈圧と肺動脈圧との差
3. 拡張期の大動脈圧と右心房圧との差
4. 収縮期の大動脈圧と右心房圧との差
5. 収縮期の大動脈圧と拡張期の大動脈圧との差

　冠血流の駆動源となる圧力を冠灌流圧とよび、主に拡張期（心肺蘇生中は胸骨の圧迫を解除している間）における大動脈圧と右心房圧との差で表現される。蘇生中は拡張期動脈圧が低いため、冠灌流圧も低い。（テキスト第8版③ p.61）　　　　3

49 血液分布異常性ショックを来す傷病はどれか。1つ選べ。
1. 緊張性気胸
2. 重症骨盤骨折
3. 急性心筋梗塞
4. 肺血栓塞栓症
5. アナフィラキシー

　ショックは便宜的にまず4つに分類される。①循環血液量減少性ショック、②心原性ショック、③心外閉塞・拘束性ショック、④血液分布異常性ショック、である。④は血管が弛緩し拡張することにより血圧低下が起こり、必要とされる臓器に必要量の血液が送られない状態である。これには、アナフィラキシーショック、神経原性ショック、敗血症性ショックがある。（テキスト第8版③ p.17〜21）　　　　5

50 悪性症候群を疑う症候はどれか。2つ選べ。
　1．徐　脈
　2．低血糖
　3．筋強剛
　4．高体温
　5．嚥下困難

[解答・解説]
　悪性症候群は主として統合失調症の治療薬である抗精神病薬によって起こり、生命をおびやかす重篤な副作用である。悪性症候群の診断基準に含まれる症状としては、大症状として、高体温、筋強剛、高CK血症があり、小症状として、頻脈、異常血圧、頻呼吸、意識の変容、発汗、白血球増多があげられている。(テキスト第8版③p.139)

3、4

51 音叉を用いて検査する感覚の種類はどれか。1つ選べ。
　1．触　覚
　2．痛　覚
　3．関節覚
　4．振動覚
　5．2点識別覚

　感覚器は、目（視覚）、耳（平衡聴覚）、鼻（嗅覚）、舌（味覚）、皮膚（触、圧覚、温痛覚など）の五感をさす。触覚は筆で、痛覚は安全ピンで、関節覚は手で、振動覚は音叉で、2点識別覚はコンパスなどを用いて検査を行う。(テキスト第8版③p.150)

4

52 肺結核に特徴的な熱型（別冊No.3）はどれか。1つ選べ。
　1．A
　2．B
　3．C
　4．D
　5．E

別　冊
No.3　熱　型

　肺結核は微熱(37.0～37.9℃)であるため、熱型はAとなる。Bは弛張熱といわれ日内変動が1℃以上だが平熱までは下がらない型で、敗血症、化膿性疾患に認められる。Cは稽留熱といわれ日内変動が1℃以内の高熱が持続する型で、腸チフス、大葉性肺炎、髄膜炎に多い。D、Eは間欠熱といわれ日内変動が1℃以上で平熱のこともある型でマラリアに認められる。そのほか、有熱期と無熱期とが不規則に繰り返す型（波状熱）があり、ブルセラ症、ホジキン病、マラリアで認められる。(テキスト第8版③p.210～211)

1

53 図（別冊 No.4）の黒塗り部分に感覚異常を呈する分節神経支配はどれか。1つ選べ。

1. 第2胸髄
2. 第6胸髄
3. 第10胸髄
4. 第3腰髄
5. 第5腰髄

```
別　冊
No. 4　図
```

[解答・解説]
　皮膚の神経支配は分節性に構成されている（皮膚分節、dermatome）ため、脊髄損傷の高位診断に有用である。dermatomeには目安になる部分がある。C4：肩鎖関節、C5：三角筋、C6：母指、C7：中指、C8：小指、T4：乳首、T8：剣状突起、T10：臍、L4：下腿内側、S1：足外側、S4,5：肛門周囲、となる。第10胸髄がT10の臍にあたる。（へるす出版刊『改訂第4版外傷初期診療ガイドラインJATEC』p.151を参照されたい）（テキスト第8版⑤ p.57～58）
3

54 痙攣発作の原因となりにくいのはどれか。1つ選べ。

1. 低血糖
2. 低酸素
3. 低体温
4. 尿毒症
5. 不整脈

　痙攣発作を起こす脳以外の全身的な異常としては、電解質・水異常、代謝異常（高／低血糖、尿毒症、肝性脳症、過換気症候群、ビタミンB₆欠乏症）、薬物・中毒、呼吸・循環障害〔低酸素血症、不整脈（アダムス-ストークス症候群など）、高血圧性脳症〕、感染症（敗血症）、高体温（熱中症）、子癇などがある。高体温は痙攣の原因となるが、低体温の中枢神経症状は、健忘・昏迷、せん妄、昏睡であり、痙攣の原因とはなりにくい。（テキスト第8版③ p.133, ⑤ p.172）
3

55 嘔吐を呈する傷病者の搬送で注意すべきことはどれか。**2つ選べ。**

1. 仰臥位で搬送する。
2. 嘔吐は我慢させる。
3. 頻回に口腔内を吸引する。
4. 救急車のスピード変化を避ける。
5. 声掛けをして不安の軽減に努める。

[解答・解説]
　嘔吐を呈する傷病者は誤嚥から気道閉塞を起こす可能性があるため、傷病者を横向きにしたり、回復体位をとって誤嚥を防ぐ。傷病者が嘔気を訴える場合には、無理に嘔吐を止めようとせず、誤嚥の防止に注意しつつ、むしろ嘔吐を促すほうが傷病者が落ち着くことがある。口腔内の吐物を吸引管で除去しようとすると、逆に嘔吐を誘発する場合があるので注意が必要である。嘔吐を呈する傷病者は不安を感じていることが多いため、搬送中は適宜声かけを行い傷病者の不安を軽減するように努める。また、救急車両の揺れやスピードの変化はさらに嘔吐を誘発することがあるので、車両の運転にも配慮が必要である。(テキスト第8版③p.186〜187)

4、5

56 呼吸障害の症候と原因の組合せで正しいのはどれか。1つ選べ。

1. 吸気性喘鳴　　　　　　　　フグ中毒
2. 呼吸音減弱　　　　　　　　緊張性気胸
3. 呼吸運動減弱　　　　　　　ARDS
4. 水泡性呼吸音　　　　　　　仮性クループ
5. 頸部をつかむ動作　　　　　気管支喘息

　フグ中毒ではテトロドトキシンで末梢神経の神経伝達が遮断され、呼吸筋麻痺による呼吸抑制が生じる。気胸になると患側の呼吸音減弱と音声振盪が起き、緊張性気胸になると肋間開大と膨隆、頸静脈怒張が生じる。ARDSでは頻呼吸、努力呼吸となり聴診で断続性ラ音が聴取される。仮性クループでは吸気性喘鳴、犬吠様咳嗽となり、陥没呼吸となる。気管支喘息では連続性ラ音が聴取される。頸部をつかむ動作はチョークサインとよばれ気道異物などの窒息のサインとして知られる。(テキスト第8版③p.172〜173、④p.22、④p.25、⑤p.131〜132、⑤p.155)

2

57 心不全の症候で緊急度が高いと判断すべきなのはどれか。1つ選べ。

1．息切れ
2．肝腫大
3．起坐呼吸
4．下腿浮腫
5．頸静脈怒張

[解答・解説]
　うっ血性心不全の症状として、発作性夜間呼吸困難または起坐呼吸、頸静脈怒張、肺ラ音、心拡大、急性肺水腫、下腿浮腫、夜間咳嗽、労作性呼吸困難、肝腫大、胸水貯留、頻脈（120分／分以上．）などがある。心不全では搬送中に傷病者が急変することがまれでない。起坐呼吸、血圧高値、血圧低値、意識障害の合併はとくに緊急性が高い。（テキスト第8版③ p.30）　**3**

58 胸痛の性状と疾患の組合せで正しいのはどれか。**2つ選べ**。

1．圧　痛――――――食道破裂
2．嘔吐後―――――大動脈解離
3．移動性―――――急性心筋梗塞
4．安静時痛――――異型狭心症
5．呼吸で増強―――胸膜炎

　食道破裂は激しい嘔吐後急激に発症する。大動脈解離は急激に出現する胸痛で、痛みの部位が移動することがある。急性心筋梗塞は比較的急激に発症し、20分以上持続する。冷汗・嘔気、不整脈が出現するため注意が必要である。異型狭心症は夜間から早朝の安静時に多くみられる。胸膜炎は鋭い表在性の痛みであり、吸気や咳により増強する。（テキスト第8版③ p.108〜110）　**4、5**

59 心因性非てんかん発作の特徴はどれか。1つ選べ。

1．舌の咬傷
2．便の失禁
3．意識の消失
4．痙攣後の昏睡
5．人前での発作

　心因性非てんかん発作は偽性痙攣ともよばれる。真の全身性発作では舌縁に舌咬傷が生じることが多いが、本症では舌咬傷自体がまれであり、時に舌先端にみられることがある程度である。便失禁まで至ることもまれである。発作中に意識があるなど、真の全身性発作と違った特徴がある。当然、痙攣後に昏睡に陥ることもない。人前での発作が多く、頭を左右に振る、腰の前方突き出し、四肢がバラバラに動くといった目立つ動作をとる。（テキスト第8版③ p.134）
5

60 頭痛の性状において、重症度と緊急度とがともに高いと判断するのはどれか。1つ選べ。
1．高熱を伴う。
2．視力障害を伴う。
3．顔面紅潮を伴う。
4．目覚めたときにもっとも強い。
5．いきなり後頭部を殴られたように感じる。

[解答・解説]
　頭痛に高熱を伴う場合には髄膜炎や脳炎を念頭におく。重症度は高い。視力障害を伴う場合は片頭痛、緑内障発作、側頭動脈炎などがあり、緊急度の高い疾患が含まれる。顔面紅潮は自律神経症状であり、発汗、鼻汁、流涙などの症状も伴い、片頭痛とくに群発頭痛でみられ、重症度・緊急度は高くない。反復性に早期に頭痛を訴えるのは片頭痛、高血圧、脳腫瘍に多い。「いきなり後頭部を殴られたように感じる」「突然今までに経験したことのない痛み」「バットで突然殴られたような痛み」という場合には、くも膜下出血を疑い、重症度・緊急度ともに高い。(テキスト第8版③p.97〜100)　**5**

61 脳血流低下に起因する一過性の意識消失の成因となるのはどれか。1つ選べ。
1．低血糖
2．心室頻拍
3．低酸素血症
4．てんかん発作
5．CO_2ナルコーシス

　意識障害をきたす病態は、一次性脳病変（頭蓋内に病変がある場合）と二次性脳病変（続発性脳障害ともよばれ頭蓋外に原因がある場合）がある。脳血流低下に起因するものは二次性の内因性に分類され、各種ショック、不整脈、アダムス-ストークス症候群がある。心室頻拍は不整脈であり、脳血流低下に起因する意識障害の成因となる。二次性で内因性に分類されるものとしてはほかに、低酸素血症、エネルギー源（グルコース）の減少、異常体温、電解質の異常、神経細胞の活動抑制（代謝性：糖尿病性昏睡、肝性昏睡、内分泌疾患、各種ビタミン欠乏症、CO_2ナルコーシス、全身感染症：重症敗血症）がある。てんかん発作は一次性に分類される。(テキスト第8版③p.40)　**2**

62 ばち指を来す疾患はどれか。1つ選べ。
1．縦隔腫瘍
2．肺化膿症
3．自然気胸
4．仮性クループ
5．慢性閉塞性肺疾患

[解答・解説]
　ばち指を呈する傷病者では慢性肺疾患や先天性心疾患を疑う。ほかに指節間関節が変形している傷病者では関節リウマチを、スプーン状の爪をしている傷病者では鉄欠乏性貧血が疑われる。爪周囲炎では細菌または真菌による軟部組織感染、爪剥離症では乾癬、皮膚炎、真菌感染症、テリー爪（爪の白色のすりガラス様の混濁で、爪の先端には正常のピンクの帯がある）では肝硬変が疑われる。（テキスト第8版② p.77）
5

63 頭痛を来す機序と疾患の組合せで正しいのはどれか。1つ選べ。
1．筋肉の収縮 ――――― 片頭痛
2．硬膜の伸展 ――――― 緊張型頭痛
3．脳血管の拡張 ――――― くも膜下出血
4．頭蓋内圧の亢進 ――――― 脳腫瘍
5．三叉神経の圧迫 ――――― 腰椎穿刺後頭痛

　片頭痛の機序は頭蓋外の血管の拡張・拍動が、筋緊張性頭痛（緊張型頭痛）は筋肉の収縮が原因となる。くも膜下出血では髄膜刺激症状によって頭痛が引き起こされるが、同様の機序で頭痛が引き起こされるものとして髄膜炎、脳炎がある。頭蓋内圧亢進による頭痛には脳腫瘍のほかに頭蓋内血腫、脳膿瘍、水頭症、脳静脈洞血栓症などがある。腰椎穿刺後の頭痛は、髄液が減少することにより頭蓋内圧が低下し、頭蓋内血管が牽引、偏位することにより起こり、同様の機序として外傷後低脊髄圧症候群がある。（テキスト第8版③ p.97）
4

64 尿の異常と疾患の組合せで**誤っている**のはどれか。1つ選べ。

1. 頻　尿 ──────── 膀胱炎
2. 血　尿 ──────── 尿管結石
3. 尿　閉 ──────── 前立腺肥大症
4. ビリルビン尿 ──── クラッシュ症候群
5. ヘモグロビン尿 ── 熱　傷

[解答・解説]
　頻尿は膀胱炎のほか前立腺肥大、膀胱の機能低下時にも起こる。血尿はさまざまな原因で生じる。非外傷性のものとしては尿管結石や膀胱・尿道結石のほかに癌（膀胱癌、腎盂尿管癌、前立腺癌）、炎症（前立腺炎、膀胱炎、腎盂腎炎）、腎血管系疾患でも起こる。尿閉のもっとも多い原因は前立腺肥大症であるが、ほかにもさまざまな原因がある（前立腺癌、膀胱・尿道結石など）。ビリルビン尿は急性肝炎や肝機能障害、胆管結石などの際に認められる濃い褐色尿であり、血尿と見誤ることがある。クラッシュ症候群では筋肉の損傷や挫滅に伴ってミオグロビン尿となる。熱傷では血管内の赤血球が直接熱の作用により破壊されて尿中に流出してヘモグロビン尿となる。（テキスト第8版③ p.199〜201）　　**4**

65 鼻出血傷病者の搬送時の対応について**誤っている**のはどれか。1つ選べ。

1. 坐位で搬送する。
2. 後頸部を冷やす。
3. 顔をうつむきにする。
4. 鼻翼を母指と示指とで挟む。
5. 口腔内の血液は吐き出させる。

　傷病者は無理に仰臥位にせず、うつむいて座らせるか、側臥位にする。鼻翼の一番広い部分を、母指と示指、中指の3本で根元までしっかりと幅広く挟む。傷病者は息苦しいためすぐに手を離して、鼻をかんだり上を向いたりするので、我慢強く行うことが必要である。口腔内への血液の垂れ込みは、飲み込ませないようにだらだらと吐き出させ膿盆などで受ける。このとき吸引を行うと、咳き込んでさらに出血を助長させるので原則的には行わない。（テキスト第8版③ p.207）　　**2**

66 腹痛を訴える傷病者で、右肩への放散痛を認めるのはどれか。1つ選べ。

1. 胆石症
2. 尿管結石
3. 大腸穿孔
4. 胃潰瘍穿孔
5. 閉塞性イレウス

[解答・解説]
「関連痛」とは、疼痛の原因となっている部分と"違う"部分を「痛い」と感じることをいい、疼痛部から痛みを脳に伝える神経束を通る信号が、他の神経束を刺激することによって起こる。関連痛のうち、病気の原因部位とまったくかけ離れた部位に、広く外側に放散するような痛みを「放散痛」といい、胆石症の場合には右肩に、尿路結石の場合は鼠径部に放散痛を感じる場合がある。また、心筋梗塞の場合、肩や背中、歯に痛みが放散する場合もある。(テキスト第8版③ p.113～114) 1

67 意識障害を来す疾患と特徴的な随伴症状の組合せで正しいのはどれか。1つ選べ。

1. 重症感染症――――――――高血圧
2. くも膜下出血――――――――高 熱
3. 高血圧性脳出血―――――――対麻痺
4. 血管迷走神経反射――――――皮膚乾燥
5. アダムス・ストークス症候群――徐 脈

不整脈によって脳血流が減少し、めまいや意識消失、痙攣などの神経症状を起こすものを「アダムス・ストークス発作」「アダムス・ストークス症候群」「ストークス・アダムス症候群」とよぶ(すべて同じ意味)。古くは完全房室ブロックに伴う失神や痙攣発作に対してのみ使われていたが、現在では、洞房ブロックなど他の徐脈性不整脈によるものに加えて、心室頻拍などの頻脈性不整脈によるもの、洞機能不全症候群(sick sinus syndrome)など徐脈・頻脈混合型不整脈による場合も含めている。(日本救急医学会「医学用語解説集」による) 5

68 意思の疎通が可能な病態はどれか。**2つ選べ**。
1. 植物状態
2. 無動無言症
3. 失外套症候群
4. 高位頸髄損傷
5. 閉じ込め症候群

[解答・解説]
　高位頸髄損傷では四肢の運動・知覚麻痺になることが多いため、「呼びかけに反応なし」として、意識障害と誤って判断される場合がある。閉じ込め症候群も、眼球運動と瞬目以外の運動ができなくなる。このような病態でも、意識障害をきたす病変を合併していなければ、眼球の動きやまばたきなどで意思の疎通は可能であるので、高エネルギー外傷など、頸髄損傷を疑う傷病者が命令に応じない場合は、三叉神経領域に刺激を加えながら「まばたきを2回してください」「目を動かしてみてください」といった指示を与えて反応をみることが必要になる。（テキスト第8版③ p. 48）

4、5

69 四肢の激しい自発痛が残る脳血管障害の病巣はどこか。1つ選べ。
1. くも膜下腔
2. 大脳皮質下
3. 視　床
4. 小　脳
5. 脳　幹

　感覚神経は視床を通過するため、視床を含む脳血管障害では、四肢の激しい痛みが残存することがあり、これを「視床痛」とよぶ。痛みは発症後数週間から数カ月後に出現し、発作性、持続性で、外部からの刺激で誘発され、焼けつくような痛みで、治療が奏効しにくい。（テキスト第8版③ p. 151）

3

70 めまいの随伴症状で中枢性を疑わせるのはどれか。1つ選べ。
1. 難　聴
2. 耳鳴り
3. 耳閉感
4. 構音障害
5. 頭位変換性眼振

　中枢性めまいと末梢性めまいの鑑別は、テキスト第8版③ p. 159の表17-3を参照。構語障害（＝構音障害）は、発語に関する筋肉や神経の障害によってうまくしゃべれない状態（ろれつが回らない）であり、脳血管障害を疑う所見である。（テキスト第8版③ p. 65）

4

71 救急隊員による小児の心肺蘇生について正しいのはどれか。2つ選べ。
　1．呻吟呼吸は死戦期呼吸とみなす。
　2．呼吸数10/分未満で人工呼吸を行う。
　3．二人法では胸骨圧迫と人工呼吸の比を15対2とする。
　4．未就学児の除細動では、成人用パッドは使用できない。
　5．脈拍60/分未満でチアノーゼがあれば胸骨圧迫から開始する。

[解答・解説]
　小児の心肺蘇生アルゴリズムはテキスト第8版③p.83～95を参照。小児の促迫呼吸や呻吟呼吸は死戦期呼吸ではない。呼吸数が毎分10回以下であれば、呼吸停止を待たずに人工呼吸を開始する。胸骨圧迫と人工呼吸の比は、一人法で30：2、二人法では15：2である。未就学児には小児用パッドを用いるのが望ましいが、入手できない場合は成人用パッドの使用も容認される。脈拍数が毎分60回未満でチアノーゼがある場合は、まず気道確保と人工呼吸を行い、状態が改善しなければ胸骨圧迫を実施する。　　　2、3

72 理想的条件下での胸骨圧迫による心拍出量は正常安静時のどれくらいか。1つ選べ。
　1．約5％
　2．約10％
　3．約30％
　4．約50％
　5．約70％

　心肺蘇生の原理はテキスト第8版③p.60～64を参照。たとえ理想的条件下であっても、胸骨圧迫による心拍出量は正常安静時の30％以下にすぎず、冠血流量はさらに少なくなる可能性がある。　　　　　3

73 心肺蘇生における人工呼吸について正しいのはどれか。2つ選べ。
　1．過換気は脳動脈を拡張させる。
　2．吸気時の胸腔内圧は陰圧である。
　3．過換気は冠血流量を減少させる。
　4．吸気の延長は静脈還流量を増加させる。
　5．1回換気量の増加は胸腔内圧を上昇させる。

　過換気の影響はテキスト第8版③p.62「胸腔内の陽圧による影響」の項を参照。過換気は血管収縮を起こすため、脳血流量や冠血流量を減らす可能性がある。また、過換気による胸腔内圧上昇は静脈還流を阻害し、心拍出量を減少させる。　3、5

74 大量出血時の病態について正しいのはどれか。1つ選べ。

1．1回心拍出量が増加する。
2．末梢血管抵抗が低下する。
3．代謝性アルカローシスを生じる。
4．毛細血管再充満時間が短縮する。
5．組織への酸素運搬能が低下する。

[解答・解説]
　出血性ショックとそれに対する生体の反応についてはテキスト第8版③p.33～34、⑤p.28～29および⑤p.28の表1-3-1を参照。出血で循環血液量が減少すると、生体は心拍数を増加させて代償しようとするが、一定限度を超えると代償が追いつかなくなり、心拍出量は減少の一途をたどる。また、重要臓器への血流を確保するため、末梢血管は収縮する。このため、末梢での低酸素状態が起こり、嫌気性代謝により乳酸が産生され代謝性アシドーシスを起こし、これを代償するように過換気になる。
5

75 胸痛よりも呼吸困難の訴えが強く出やすいのはどれか。1つ選べ。

1．帯状疱疹
2．急性冠症候群
3．急性大動脈解離
4．急性肺血栓塞栓症
5．大動脈瘤切迫破裂

　胸痛についてはテキスト第8版③p.106～112を参照。とくに致死的になる可能性のある病態と鑑別点については、テキスト第8版③p.108の表9-2がわかりやすい。帯状疱疹はヘルペスによるもので、呼吸困難はない。急性冠症候群や急性大動脈解離などでショックになった場合や、大動脈瘤切迫破裂で疼痛が激しい場合などには頻呼吸になる可能性はあるが（テキスト第8版⑤p.28）、設問中では急性肺血栓塞栓症をあげるべきであろう。
4

76 心停止直後に組織の酸素化が最も保たれている心停止の原因はどれか。1つ選べ。
1．溺　水
2．不整脈
3．消化管出血
4．うっ血性心不全
5．慢性閉塞性肺疾患

[解答・解説]
テキスト第8版③p.58「心肺停止時の生体酸素状況」の項を参照。不整脈による心停止は、心停止が先行し、次いで脳の呼吸中枢への血流途絶によって呼吸が停止する。一方、溺水では気道の閉塞によって低酸素が起こり、次いで心停止が起こる。消化管出血やうっ血性心不全では、末梢組織への酸素運搬が減少して心停止が起こる。慢性閉塞性肺疾患の場合、原疾患のために酸素の取り込みが悪くなって低酸素になる場合と、CO_2ナルコーシスで呼吸停止から心停止に至ることが考えられるが、いずれにしても、酸素化の障害が心停止の原因である。　2

77 除皮質硬直（別冊 No.5）はどれか。1つ選べ。
1．A
2．B
3．C
4．D
5．E

別　冊
No. 5
除皮質硬直

テキスト第8版②p.51の図8-2を参照。設問ではDが除脳硬直、Eが除皮質硬直である。
5

78 小児の観察について正しいのはどれか。**2つ選べ**。
  1．体温は成人に比べ高い。
  2．乳児の呼吸は胸式である。
  3．腹痛時には前屈み姿勢をとる。
  4．6歳までの正常脈拍数は80〜120/分である。
  5．泣き方が強く激しい時は状態が悪いと判断する。

[解答・解説]
　小児救急全般はテキスト第8版④ p. 123〜146を参照。小児は新陳代謝が盛んなため体温は成人より高い。呼吸は胸郭が未発達のため胸式呼吸が主である。痛みをうまく訴えられなくても、前屈みで啼泣している場合は腹痛がある可能性がある。逆に、胸から下の痛みはすべて「ポンポンが痛い」と訴える傾向もあるので、慎重な全身観察が必要である。「6歳までの心拍数の正常値」という設問は、「何歳から6歳まで」なのが明確ではなく不適切。0歳から6歳までならかなりの幅になる。啼泣が激しい場合は、けっして状態がいいとはいえないが元気があることは確かで、むしろぐったりしている場合が危険である。
　　　　　　　　　　1、3

79 認知症の原因として最も多いのはどれか。1つ選べ。
  1．脳血管障害
  2．慢性硬膜下血腫
  3．パーキンソン病
  4．アルコール依存症
  5．アルツハイマー病

　認知症についてはテキスト第8版④ p.153を参照。選択肢にあがっている病態はすべて認知症をきたし得るが、もっとも多いのはアルツハイマー病、次いで脳血管障害である。慢性硬膜下血腫は頻度は高くないが、穿頭血腫ドレナージという比較的簡単な手術で劇的な症状の改善をみることがあり、重要性は高い。
　　　　　　　　　　5

80　統合失調症に特徴的な思考過程の障害はどれか。1つ選べ。
　　1．保　続
　　2．迂　遠
　　3．思考抑制
　　4．滅裂思考
　　5．観念奔逸

[解答・解説]
　設問のような精神状態を表す用語は非常にわかりにくいが、国家試験にはときどき出題されているので、記憶するしかないであろう。「保続」は、1つの考えにとりつかれて、他のことが考えられないことで、認知症やてんかんなどに特徴的である。「迂遠」は細かいことにこだわって回りくどく、考えがなかなか進行しない状態で、精神遅滞やてんかんでよくみられ、「思考抑制」は思考の進み方が緩慢で考えがあまり浮かばない状態で、抑うつ状態でみられる。これらとは逆に、思考の進み方が早く、次から次にいろいろな考えが出てくるのが「観念奔逸」で、躁状態に特徴的である。話のまとまりがなく、何を話しているのかまったくわからないのが「滅裂思考」で、これが統合失調症の特徴的症状の1つである。
　　　　　　　　　4

81　右心不全の**特徴でない**のはどれか。1つ選べ。
　　1．肝腫大
　　2．腹水貯留
　　3．下腿浮腫
　　4．頸静脈怒張
　　5．ピンク色泡沫状痰

　右心不全と左心不全についてはテキスト第8版④p.38を参照。右心不全では、全身から右心房へ向かう血液の流れが悪くなるため、全身に静脈血がうっ滞し、肝腫大や末梢の浮腫、腹水の貯留、頸静脈怒張が起こる。ピンクの泡沫状（喀）痰は、肺胞のうっ血の所見で、左心不全の特徴である。
　　　　　　　　　5

82　口すぼめ呼吸が特徴的な疾患はどれか。1つ選べ。
　　1．肺気腫
　　2．肺水腫
　　3．気管支異物
　　4．細菌性肺炎
　　5．肺血栓塞栓症

　慢性閉塞性肺疾患では、呼気時の気道閉塞により気道内圧が上昇し、息を吐くことが困難になる。口をすぼめて息を吐くと、気道内圧が上昇し、気道は閉塞しにくくなって呼気が楽になるため、慢性閉塞性肺疾患の患者では自然にこの呼吸をする者もいる。
　　　　　　　　　1

83 アナフィラキシーでみられる症状はどれか。**2つ選べ。**
　1．蕁麻疹
　2．前胸部痛
　3．血圧上昇
　4．呼吸困難
　5．皮膚の冷感

[解答・解説]
　アナフィラキシーについてはテキスト第8版①p. 105ならびに③p. 20を参照。アナフィラキシーは即時型（Ⅰ型）アレルギーで、化学伝達物質が大量に放出されることによって、血管拡張（＝血管抵抗低下による血圧低下）、毛細血管透過性亢進（浮腫、気道浮腫、蕁麻疹）、平滑筋攣縮（気管支攣縮）などの症状が起こる。とくに喉頭浮腫や気管支攣縮は窒息から呼吸停止、心停止を起こし得るので危険である。　　　　　　　**1、4**

84 せん妄とはどのような障害か。1つ選べ。
　1．気分障害
　2．思考障害
　3．意識障害
　4．運動障害
　5．知覚障害

　せん妄についてはテキスト第8版④p. 176を参照。せん妄状態では、幻覚のような症状がみられたり、精神運動興奮がみられたりするが、これは意識障害によって起こるもので、思考や知覚の異常は二次的なものである。　　　　　　　　　**3**

85 内分泌疾患と特徴的な徴候の組合せで正しいのはどれか。1つ選べ。
　1．中枢性尿崩症――――――徐　脈
　2．インスリノーマ――――――アセトン臭
　3．副腎皮質機能不全――――低血圧
　4．甲状腺機能低下症――――頻　脈
　5．副甲状腺機能亢進症―――助産師の手

　内分泌疾患についてはテキスト第8版④p. 71～79を参照。中枢性尿崩症では尿量が増加するため脱水になり、頻脈になりやすい。インスリノーマでは血糖が突然低下し、傾眠から昏睡になることがある。副腎皮質機能不全では、副腎皮質ホルモンの分泌不全でショックに陥ることがある。甲状腺ホルモンは全身の代謝を亢進させ、甲状腺ホルモン過剰は高体温・頻脈などを起こす。副甲状腺ホルモンは血清カルシウム値を上昇させるため、副甲状腺機能低下で低カルシウム血症によるテタニー（助産師の手）が起こることがある。　　　　　　　　　**3**

86 不安定狭心症の特徴について正しいのはどれか。**2つ選べ**。
1．心筋の壊死が起こる。
2．不整脈は誘発されない。
3．発作の間隔が短縮している。
4．発作の時間は20分以上である。
5．新たに発症した狭心症が含まれる。

[解答・解説]
　不安定狭心症についてはテキスト第8版④p.39および同ページの表4-1を参照。最近3週間以内に狭心症発作があり、かつ増悪しているものをいうが、労作とは関係なく安静時に起こる場合、初発でも不安定狭心症に分類する。狭心症は冠動脈の血流低下による心筋虚血で起こり、血流は完全には途絶していないので心筋壊死は起こっていない。　　　　**3、5**

87 糖尿病性ケトアシドーシスの症候はどれか。**2つ選べ**。
1．発　熱
2．蒼　白
3．徐　脈
4．多　飲
5．悪　心

　糖尿病性ケトアシドーシスと、非ケトン性高浸透圧性糖尿病性昏睡については、テキスト第8版④p.74ならびに④p.75の表7-4を参照。糖尿病性ケトアシドーシスでは、血中ケトン体の上昇と、高血糖による血清浸透圧の上昇が起こり、口渇・多飲が起こる。悪心はケトンによる症状である。　**4、5**

88 尿管結石でみられる症候はどれか。1つ選べ。
1．高　熱
2．黄　疸
3．間欠痛
4．白濁尿
5．筋性防御

　尿路結石についてはテキスト第8版④p.69を参照。尿管結石に限らず、結石による痛みは間欠的なことが多い。これは、結石による管腔（尿管結石であれば尿管）の平滑筋が、結石を排出しようとして極端に収縮するからで、平滑筋弛緩作用のある薬剤を投与すると痛みが治まる場合が多い。　　　　　**3**

89 1歳児の観察所見で最も緊急度が高いのはどれか。1つ選べ。
1．あやすと笑う。
2．母親と視線が合わない。
3．刺激をしないとすぐ眠り込む。
4．哺乳びんを見ると飲もうとする。
5．あやしても何となくボーッとしている。

　小児の観察と判断についてはテキスト第8版④p.126～133を参照。刺激をしないと眠り込む状態は、意識レベルが極端に低下しており、緊急対応を必要とする。　　　　　　　**3**

90 貧血でみられる症候はどれか。**2つ選べ。**
　　1．痙　攣
　　2．発　熱
　　3．息切れ
　　4．めまい
　　5．血圧低下

[解答・解説]
　貧血についてはテキスト第8版④p.82ならびに同ページの表8-2を参照。貧血でみられる症状は、ヘモグロビンの減少による酸素運搬量低下のために起こる全身の低酸素で起こるものと、低酸素を代償しようとして起こるものに分けられる。息切れは少しでも酸素を取り込もうとして頻呼吸になることで起こり、めまいは脳への酸素供給低下で起こる。　　3、4

91 呼吸器疾患と特徴的な徴候の組合せで正しいのはどれか。1つ選べ。
　　1．肺　炎————————吸気性喘鳴
　　2．肺水腫————————乾性咳嗽
　　3．肺化膿症———————泡沫状血痰
　　4．喉頭蓋炎———————呼気性喘鳴
　　5．気管支拡張症—————喀　血

　主な呼吸器疾患に特徴的な症状や徴候については、テキスト第8版④p.19～20を参照。喘鳴は気道の狭窄によって起こる症状で、喉頭蓋炎では吸気時に観察される。肺水腫では、肺胞内に液体貯留が起こるため、断続性（湿性）ラ音が聴取される。泡沫状血痰は肺水腫の所見である。　　5

92 不足すると骨粗鬆症の原因となるビタミンはどれか。1つ選べ。
　　1．ビタミンA
　　2．ビタミンB$_1$
　　3．ビタミンC
　　4．ビタミンD
　　5．ビタミンE

　ビタミン欠乏については、テキスト第8版④p.78の表7-6を参照。ビタミンDはカルシウムの吸収促進に関係し、欠乏すると骨が脆弱になる。　　4

93 栄養障害によって引き起こされる疾患はどれか。1つ選べ。
　　1．アジソン病
　　2．パーキンソン病
　　3．ウェルニッケ脳症
　　4．アルツハイマー病
　　5．クロイツフェルト・ヤコブ病

　設問92同様、テキスト第8版④p.78の表7-6を参照。ウェルニッケ脳症はビタミンB$_1$欠乏症により、部分的眼球運動障害や運動失調、記憶障害、コルサコフ症候群などを起こす状態で、アルコール多飲者に起こりやすい。　　3

94 子癇の症候はどれか。2つ選べ。
1. 破　水
2. 腹　痛
3. 痙　攣
4. 高血圧
5. 性器出血

[解答・解説]
子癇についてはテキスト第8版④ p.164を参照。子癇とは妊娠高血圧症候群のもっとも重症のタイプで、突然の意識消失や痙攣がみられる。　　3、4

95 アプガースコアの各項目で1点の評価に相当するのはどれか。1つ選べ。
1. 心拍数————100/分以上
2. 呼　吸————強く泣く
3. 筋緊張————四肢を活発に動かす
4. 反　射————顔をしかめる
5. 皮膚色————全身淡紅色

これは暗記しかないであろう。テキスト第8版④ p.170の表15-1を参照のこと。　　4

96 腰部脊柱管狭窄症について正しいのはどれか。1つ選べ。
1. 若年者に多い。
2. 間欠性跛行を認める。
3. 前屈位で症状は増強する。
4. 重量物の挙上が誘因となる。
5. 足背動脈の触知が困難となる。

脊柱管狭窄症についてはテキスト第8版④ p.92を参照。脊柱管狭窄症は骨や椎間板の変性によって起こる病態で、高齢者に多い（椎間板ヘルニアは若年から壮年に多い）。後屈位で症状が増強するため、前屈みで歩く患者が多い。間欠性跛行を認める疾患のうち、慢性動脈閉塞では足背動脈の触知が困難になるが、脊柱管狭窄単独では足背動脈の血流に異常はみられない。　　2

97 急性心筋梗塞の**合併症でない**のはどれか。1つ選べ。
1．心破裂
2．心室頻拍
3．肺血栓塞栓症
4．心室中隔穿孔
5．僧帽弁閉鎖不全

[解答・解説]
急性心筋梗塞の合併症についてはテキスト第8版④p.40を参照。急性心筋梗塞では心筋の壊死が起こるため、壊死部の心筋が破綻することによる心破裂や心タンポナーデがみられることがある。また、心室中隔に穿孔を起こしたり、心臓弁の異常を起こしたりすることもある。刺激伝導系の異常による不整脈も致死的になり得る。　　**3**

98 突発する腹痛で発症し短時間でショックを呈する疾患はどれか。**2つ選べ**。
1．急性心筋梗塞
2．急性膵炎
3．急性虫垂炎
4．尿管結石
5．子宮外妊娠破裂

腹痛に関してはテキスト第8版③p.113～119を参照。選択肢のすべてが腹痛を起こし得るが、短時間でショックになる可能性があるのは急性膵炎（腹腔内から後腹膜にかけての激烈な炎症）と子宮外妊娠破裂（大量腹腔内出血）である。急性心筋梗塞で腹痛を訴えることはあるが、右冠動脈系の障害のことがほとんどで、ショックより徐脈が特徴的である。虫垂炎や尿路結石では通常はショックにならない。　　**2、5**

99 ギラン・バレー症候群について正しいのはどれか。**2つ選べ**。
1．片麻痺を呈する。
2．予後不良である。
3．中枢神経疾患である。
4．四肢の麻痺は遠位筋に強い。
5．感冒様症状が前駆症状となる。

ギラン・バレー症候群についてはテキスト第8版④p.17を参照。主に運動神経を冒す疾患であり、麻痺は遠位筋に強い。一般的には予後良好で、症状は徐々に回復する。前駆症状として感冒様症状や消化器症状がみられることが多い。　　**4、5**

100 子宮筋腫について正しいのはどれか。1つ選べ。
1．若年女性に多い。
2．茎捻転を起こす。
3．排尿痛を起こす。
4．高頻度で癌化する。
5．貧血の原因となる。

[解答・解説]
子宮筋腫についてはテキスト第8版④p.69を参照。中年以降の女性ではかなり高い頻度でみられ、月経過多により貧血の原因になる。また、月経困難症や不正性器出血がみられることがある。
5

101 ノロウイルスの失活化に有効なのはどれか。2つ選べ。
1．加　熱
2．逆性石けん
3．エタノール
4．クロルヘキシジン
5．次亜塩素酸ナトリウム

ノロウイルスの失活化には加熱と次亜塩素酸ナトリウムが有効であり、エタノールや逆性石けんは無効である。ウイルス性中毒のほとんどがノロウイルスによるものであり、ノロウイルスによる食中毒は近年著明に増加している。感染はカキによる中毒のほか、感染したヒトの糞便や嘔吐物、あるいはそれらが乾燥したものから出る塵埃を介して感染する。(テキスト第8版④p.115)
1、5

102 被殻出血で頻度の高い症候はどれか。2つ選べ。
1．めまい
2．片麻痺
3．運動失調
4．共同偏視
5．同名半盲

被殻出血の特徴的所見として、病側方向をにらむ共同偏視、病側とは反対側の片麻痺、バビンスキー反射の陽性がある。めまいや運動失調は主に小脳出血でみられる。皮質下出血は、出血した部位によって症状が異なり、後頭葉では同名半盲になることがある。(テキスト第8版④p.12)
2、4

103 十二指腸潰瘍が穿孔した際にみられる症候はどれか。2つ選べ。

1. 板状硬
2. 反跳痛
3. 腹部膨隆
4. 腸雑音亢進
5. 腹壁静脈怒張

[解答・解説]
　十二指腸潰瘍穿孔では、炎症の発端部位に腹膜刺激症状がもっとも強く、炎症が周囲へ波及すれば汎発性腹膜炎となる。それにより腹壁全体が板のように硬くなることを板状硬という。また、腹膜刺激症状で筋性防御（デファンス）、反跳痛（ブルンベルグ徴候）、腸雑音の消失がみられる。腹部膨隆、腹壁静脈怒張は肝硬変などでみられる所見である。（テキスト第8版④p.57, ④p.60）　**1、2**

104 乳幼児突然死症候群の発生が高くなる疫学的特徴はどれか。2つ選べ。

1. 夏　季
2. 添い寝
3. 母乳栄養
4. 満期産児
5. 10代の母親

　乳児突然死症候群（SIDS）は生後6カ月までの乳児に好発する睡眠中に突然死状態になる内因性疾患である。定義としては、「健康状態や既往歴から死亡が予測できず、しかも死亡原因が同定されない、原則として1歳未満の児の突然死をもたらした症候群」とされている。SIDS は冬季、出生順位が遅い、母親が10代の場合、添い寝などに多いという特徴がある。またわが国の調査で、うつぶせ寝、両親の喫煙、ミルク栄養、低出生体重児、早産児の5項目はSIDS の疫学的リスク因子であることが明らかになった。（テキスト第8版④p.142）　**2、5**

105 気道異物について**誤っている**のはどれか。1つ選べ。
 1. 原因には穀物食品が多い。
 2. 小児では急激な吸気が誘因となる。
 3. 気道狭窄が進行すると陥没呼吸が出現する。
 4. 喉頭異物は気道の完全閉塞を来す危険性が高い。
 5. 傷病者に反応がない場合は腹部突き上げ法を行う。

[解答・解説]
わが国の気道異物の原因としては、餅、ご飯、パンなど穀物が多い。一方、小児では、手が届き、口にくわえられるものすべてが気道異物の原因となり、遊戯中や啼泣時など、急激な吸気が発症の誘因となる。発症は、気道の部分的な閉塞は気管・気管支異物によるものが多く、下咽頭・喉頭異物では、完全閉塞をきたす危険性が高い。気道狭窄の程度が悪化すると、シーソー呼吸、吸気時の鎖骨上窩・胸骨上窩の陥没などが出現する。気道異物に対しては、腹部突き上げ法や背部叩打法などが推奨されるが、反応がなく脈拍も触知できない傷病者には、直ちに胸骨圧迫を開始すべきである。(テキスト第8版⑤ p.131～132)　　5

106 受傷機転不明の全身打撲痕のある4か月乳児の観察所見で、異常と判断できるのはどれか。1つ選べ。
 1. 収縮期血圧80mmHg
 2. 心拍数100/分
 3. 呼吸数40/分
 4. 体温37℃
 5. 体重4kg

小児のバイタルサインの基準値はテキスト第8版⑤ p.104 表1-14-1を参照。設問を読む限りでは虐待の疑いが強く、体重が少なすぎることがわかる。また小児は、出血に対する代償機能が未熟であり、容易にショックに陥り、循環血液量の減少に際しては、心拍数の増加が著明である。(テキスト第8版⑤ p.103～105)　　5

107 頭部外傷における一次性損傷はどれか。1つ選べ。
1．脳浮腫
2．脳腫脹
3．脳虚血
4．脳挫傷
5．脳ヘルニア

[解答・解説]
外傷によって生じる頭蓋内組織損傷のうち、外力によって直接生じた脳実質の機械的損傷や破壊が「一次性損傷」であり、頭蓋骨骨折、脳挫傷、びまん性脳損傷などをいう。それに引き続いて短時間、あるいは時間的経過を経て生じる頭蓋内血腫、脳浮腫、脳虚血、壊死、脳ヘルニアなどが「二次性損傷」である。また、低酸素血症、貧血、血圧低下、感染など全身性、局所性障害が二次性損傷の原因となる。多くの頭部外傷傷病者の脳病変は、一次性と二次性の複合である。(テキスト第8版⑤ p.40) **4**

108 頭部外傷急性期の**増悪因子でない**のはどれか。1つ選べ。
1．ワルファリン内服中
2．脊髄損傷による対麻痺
3．骨盤骨折によるショック
4．上気道閉塞による低換気
5．フレイルチェストによる低酸素血症

頭部外傷を重症化させる因子はテキスト第8版⑤ p.49表1-5-2を参照。受傷直後に軽症と判断されても、危険因子を有する場合は、その後に重症化する可能性があり、搬送中の傷病者の変化に留意すべきである。

脊髄損傷による対麻痺だけでは、頭部外傷が重症化するとは考えにくく、高位頸髄損傷などを伴っていた場合は注意が必要である。(テキスト第8版⑤ p.49) **2**

109 狂犬病ウイルスを媒介する動物はどれか。**2つ選べ。**
1．キツネ
2．ムカデ
3．カラス
4．コウモリ
5．ヤマカガシ

[解答・解説]
　狂犬病ウイルスによって感染する人畜共通伝染病を狂犬病という。主にイヌなどの家畜動物（キツネ、アライグマ、コウモリなどの野生動物でも）の咬傷によって感染する。精神興奮、飲水時の嚥下困難と恐水状態、喉頭痙攣、昏睡などの症状をきたし、死に至ることもある。わが国では狂犬病予防法により、すべての飼い犬について登録と予防接種義務が課せられている。また最近では、予防接種の適用がネコやほかに感染の恐れのある動物にまで範囲が拡大された。(テキスト第8版⑤ p. 137)
1、4

110 外傷傷病者の損傷病態と特徴的な観察所見の組合せで正しいのはどれか。**2つ選べ。**
1．骨盤骨折――――――下肢長差
2．緊張性気胸――――――気管偏位
3．開放性気胸――――――胸壁奇異運動
4．心タンポナーデ――――徐　脈
5．フレイルチェスト―――腹式呼吸

　骨盤骨折では骨盤動揺や下肢長差などがみられ、加えて外尿道口からの出血や会陰部の出血を認めた場合には、最重症の骨盤骨折（マルゲーン骨折）と考え、迅速な対応が必要である。緊張性気胸では、頸静脈怒張、気管偏位、皮下気腫、呼吸音減弱などがみられるが、出血性ショックを伴うときには、頸静脈怒張は必ずしも明らかではない。胸壁奇異運動はフレイルチェストの特徴所見である。心タンポナーデによる心外閉塞・拘束性ショックでは、徐脈ではなく頻脈となる。腹式呼吸は下位頸髄・上位胸髄損傷にみられる。(テキスト第8版⑤ p. 26～27、⑤ p. 79)
1、2

111 クラッシュ症候群にみられる徴候はどれか。**2つ選べ**。
1．奇異呼吸
2．平坦T波
3．赤褐色尿
4．心室性不整脈
5．眼瞼結膜点状出血

[解答・解説]
　圧挫症候群（クラッシュ症候群）は、上下肢が長時間圧迫されることによる筋細胞の虚血やその圧迫によって横紋筋融解症になる。そして、その圧迫が解除されることによって細胞逸脱物質が血流に乗って全身へ循環し、多くの悪循環を引き起こす病態である。これに伴って高カリウム血症、高ミオグロビン血症、高クレアチンキナーゼ血症、代謝性アシドーシス、DIC、循環血液量減少性ショックなどの病態を引き起こす。その結果として、心室性不整脈である心室細動や心室頻拍といった致死性不整脈、急性腎不全、ARDS（急性呼吸促迫症候群）などの重篤な病気になりやすいため、十分な注意が必要である。場合によってはコンパートメント症候群を合併する。観察所見として、災害現場で傷病者の上下肢の皮膚が変色し、尿が黒褐色（ポートワイン様の色）を呈しているとの情報が得られればクラッシュ症候群の可能性はきわめて高い。（テキスト第8版⑤ p.94～95）　　　　**3、4**

112 スポーツと注意すべき外傷の組合せで**誤っている**のはどれか。1つ選べ。
1．野　球————————心臓振盪
2．ゴルフ————————橈骨骨折
3．ラグビー———————頸髄損傷
4．ボクシング——————脳挫傷
5．パラグライダー————腰椎骨折

　心臓振（震）盪は、前胸部、とくに左前胸部への比較的軽微な衝撃によって不整脈が誘発されることをいい、衝撃を与えるものとして野球のボール、ソフトボール、ホッケーパック、ラクロスボールなどが多い。脊椎・脊髄外傷は、飛び込み、ラグビー、体操、スカイスポーツ、モータースポーツなどに多く、ほとんどが頸髄損傷であるが、スカイスポーツでは胸腰椎・胸腰髄損傷が多い。頭部外傷はラグビーやボクシングに多く、回転加速度が加わることによって剪断力が生まれ脳震盪が起こる。ゴルフでは、頸椎棘突起疲労骨折、肋骨疲労骨折などが多い。（テキスト第8版⑤ p.108～110）　　　　**2**

113 破傷風の初期症状として特徴的なのはどれか。1つ選べ。
1. 排尿困難
2. 開口障害
3. 意識障害
4. 後弓反張
5. 気道分泌亢進

[解答・解説]
　破傷風は破傷風菌による感染症であり、破傷風菌は土壌や水中に広く存在し、軽微な外傷性創傷からでも感染する。破傷風の病期はおよそ4期に分けられる（テキスト第8版⑤p.141 表1-21-1参照）。初期症状として開口障害が特徴であり、その後に後弓反張、強直性痙攣、痙笑を呈するに至る。排尿困難や気道分泌亢進はこれらと同じ第3期に分類される。また通常、意識は障害されない。受傷直後の適切な創処置が予防につながる。(テキスト第8版⑤p.141)
2

114 頭部外傷で乳幼児に特徴的なのはどれか。1つ選べ。
1. バトル徴候
2. 外傷性てんかん
3. パンダの眼徴候
4. ダブルリングサイン
5. ピンポンボール骨折

　乳幼児の骨は成人に比べて軟らかいため、完全に折れきらない若木骨折をよく引き起こす。そのため、頭部外傷では頭蓋骨自体も軟らかいため、頭蓋骨に作用した物体の形状に近い形で陥没骨折を生じる。いわゆるピンポンボール骨折である。バトル徴候は中頭蓋底骨折、パンダの眼徴候（ブラックアイ）は前頭蓋底骨折、ダブルリングサインは頭蓋底骨折を早期に調べる方法である。外傷性てんかんは、脳挫傷部が焦点となるてんかんである。(テキスト第8版⑤p.44～47)
5

115 皮膚への付着で化学損傷の原因と**ならない**のはどれか。1つ選べ。

1．ガソリン
2．フッ化水素
3．フェノール
4．水酸化ナトリウム
5．メチルアルコール

[解答・解説]
　メチルアルコール（メタノール）は、体内に入ることで中毒症状を引き起こす物質であり、吸収されるとアルコール脱水素酵素によりホルムアルデヒドやギ酸に分解される。メタノールは、アルコールであるため中枢神経抑制作用（酩酊状態）を引き起こすが、とくに分解されたギ酸は、視神経を障害し視力障害や代謝性アシドーシスを引き起こすため治療が必要となる。ガソリンは脂肪族化合物、フッ化水素は酸性、フェノールは腐食性芳香族化合物、水酸化ナトリウムは塩基性のいずれも皮膚の化学損傷の原因となる物質である。（テキスト第8版⑤p.126,⑤p.154）

5

116 我が国の人口動態統計で死亡数の多い単独外傷損傷部位はどれか。**2つ選べ**。

1．頭　部
2．頸　部
3．胸　部
4．腹　部
5．下　肢

　わが国の人口動態統計で、死亡数が多い単独外傷損傷部位は頭部がもっとも多く、全体の約半分（49％）を占めている。次いで胸部が12％、下肢が7％、腹部が6.8％、頸部が5.7％、上肢が1.2％の順である。外傷の種類には、転倒・転落や交通事故、自殺などがあるが、どれについても頭部の外傷が大部分である。（テキスト第8版⑤p.6 図1-1-2）

1、3

117 両腸骨稜を圧迫して行う骨盤動揺の観察について正しいのはどれか。1つ選べ。
1. 内側から外側に圧を加える。
2. 搬送中は反復して観察する。
3. 恥骨結合を圧迫した後に行う。
4. 痛みを訴えたらそれ以上の圧迫を行わない。
5. 動揺を認めたらログロールで背部を観察する。

[解答・解説]
　全身観察の際に行う骨盤骨折の有無を調べるときに行う「骨盤の動揺性の手技」についての設問である。両腸骨稜を両手で愛護的に外側から内側へ圧迫する。繰り返しの圧迫は大量出血を助長するため、圧迫操作は原則1回に限られている。骨盤動揺を認めず痛みを訴えなかった場合には、恥骨結合を1回だけ圧迫し骨盤環前方の骨折の有無を確認する。これらの操作で痛みを訴えた場合にはそれ以上圧迫してはならないし、動揺を認めた際のログロールでの背部観察は禁忌である。(テキスト第8版⑤ p.79)
4

118 スポーツ中に足首を痛めた傷病者に対する応急処置で**誤っている**のはどれか。1つ選べ。
1. 圧　迫
2. 挙　上
3. 固　定
4. 整　復
5. 冷　却

　スポーツ外傷の際の基本的な処置についての設問である。現場での処置は、骨折があると考え、安静（rest）、冷却（ice）、圧迫（compression）、挙上（elevation）といういわゆるRICEを行う。安静のためには固定がもっとも重要である。長時間の冷却の際には局所的な凍傷や低体温に注意する。圧迫は損傷部より末梢の腫脹を抑えるため、弾性包帯などで末梢から始めて損傷部位を越えた近位の関節に近い部位まで圧迫する。観察は挙上する前後を含めて経時的に行う。(テキスト第8版⑤ p.113)
4

119 全身性炎症反応症候群（SIRS）の診断基準に**含まれない**のはどれか。1つ選べ。

1. 頻脈
2. 頻呼吸
3. 意識障害
4. 体温上昇
5. 白血球増多

[解答・解説]
　全身性炎症反応症候群（SIRS）とは、侵襲の種類にかかわらずサイトカインを中心とした全身生体反応を把握するうえでの臨床概念である。診断基準となる項目は、体温38℃以上または36℃以下、心拍数90回/分以上、呼吸数20回/分以上または$PaCO_2$ 32mmHg以下、白血球数12,000/mm^3以上または4,000/mm^3以下である。以上のなかで2つ以上の項目を満たしていればSIRSと診断する。（テキスト第8版① p.128, ① p.133, ③ p.21）　　　　3

120 外傷による病態で頸静脈怒張を伴うのはどれか。1つ選べ。

1. 脂肪塞栓
2. 横隔膜破裂
3. 腹腔内出血
4. 開放性気胸
5. 心タンポナーデ

　心タンポナーデの特徴的徴候として心嚢内に200ml程度の液貯留でベック（Beek）の三徴（血圧低下、静脈圧上昇、心音微弱）や奇脈が出現する。実際には100mlほどでも急性の心タンポナーデとなるので注意が必要である。Beekの三徴のうち、静脈圧上昇が起因となり心タンポナーデでは頸静脈の怒張が観察される。脂肪塞栓や横隔膜破裂、腹腔内出血、開放性気胸で頸静脈怒張は考えにくい。頸静脈怒張がみられるものには、右心不全や緊張性気胸がある。（テキスト第8版⑤ p.65）　　　　5

121 熱傷傷病者で重症と判断する**根拠でない**のはどれか。1つ選べ。

1. Ⅱ度30%
2. Ⅲ度3%
3. 電撃症
4. 気道熱傷
5. 会陰部熱傷

　熱傷の重症度を判断するものは、生理学的評価である第1段階と、熱傷の程度である第2段階がある。熱傷の程度の診断基準には、Ⅱ度熱傷20%以上、Ⅲ度熱傷10%以上、化学熱傷、電撃傷、気道熱傷、顔・手・足・会陰部・関節の熱傷、外傷を合併する熱傷がある。よって設問のⅢ度熱傷3%は重症度基準から外れることになる。（テキスト第8版⑤ p.120）　　　　2

122 感染リスクの最も高い損傷はどれか。1つ選べ。

1. 刺　創
2. 咬　創
3. 裂　創
4. 切　創
5. 擦過傷

[解答・解説]
「刺創」とは、先端の尖った物による創で、創の入口部が狭く奥行きが深いものをさす。「咬創」とは、動物などによって咬まれてできた創であり、とくに哺乳類の口腔内には多くの雑菌がいるため感染のリスクがもっとも高い。「裂創」は、鈍的外力が接線方向から加わり皮膚を引き裂く力によって裂ける創である。「切創」は、いわゆる切り傷で挫滅がない。「擦過傷」は表皮が剥離して真皮が露出しているものである。(テキスト第8版⑤ p.91〜93, ⑤ p.137)

2

123 熱喪失増大により偶発性低体温症を来すのはどれか。2つ選べ。

1. 溺　水
2. 低血糖
3. 高齢者
4. 低栄養
5. アルコール中毒

偶発性低体温症とは、中心部体温が35℃以下になる状態のことである。体温が34℃くらいから意識レベルの低下が生じ、32℃では徐脈を呈し心電図上ではＪ波（オズボーン波）が、30℃を下回ると心房細動、25℃を下回ると心室細動や心静止となる。また、重症になればなるほど肺水腫を引き起こすリスクが高くなる。低体温の原因には、低血糖、低栄養、高齢者などの「熱産生の減少」や、寒冷環境、溺水、アルコール中毒、薬物中毒などの「熱喪失の増大」、中枢神経障害、脊髄損傷などの「体温調節障害」がある。(テキスト第8版⑤ p.171)

1、5

124 海水浴場での溺水による心停止の傷病者に対し、まず行うべき処置はどれか。1つ選べ。

1．救助呼吸
2．胸骨圧迫
3．AEDの装着
4．ハイムリック法
5．毛布による保温

[解答・解説]
　溺水傷病者は低酸素による心停止に陥っており、胸骨圧迫のみの心肺蘇生法では効果は期待できない。つまり溺水傷病者に対してまず行うべき、そしてもっとも重要な処置は、換気を直ちに再開し、酸素化することである。傷病者と接触後、できるだけ早期に気道の確保と呼吸を確認し、呼吸がないと判断した場合には、2回の救助呼吸を行う。迅速な救助呼吸の開始が救命率を高める。（テキスト第8版⑤ p.162）

1

125 散瞳を伴う意識障害を特徴とする中毒起因物質はどれか。1つ選べ。

1．サリン
2．覚醒剤
3．モルヒネ
4．パラコート
5．有機リン系殺虫剤

　覚醒剤とは中枢神経興奮作用をもつアンフェタミン、メタンフェタミンで、急性中毒では、中枢神経興奮作用と交感神経刺激作用（散瞳、発汗、高熱など）がみられ、重篤例では痙攣や意識障害、不整脈などもみられる。サリン、モルヒネ、有機リン系殺虫剤の急性中毒では、縮瞳をきたす。パラコート中毒では、咽頭痛やびらんなどが特徴的で、肺線維症による呼吸不全に陥る。パラコート中毒に対しての酸素投与は、肺の線維化を助長させる可能性があるので、低酸素血症が認められるとき以外は禁忌である。（テキスト第8版⑤ p.146～157）

2

126 熱中症について正しいのはどれか。2つ選べ。
1. 若年者では女性が多い。
2. 中壮年では男性が多い。
3. 高齢者では屋内発症が多い。
4. 湿度が低いと発生しやすい。
5. 暑熱順化した後に発生しやすい。

[解答・解説]
　熱中症の発生数は増加傾向にあり、日本の夏が以前に比べ確実に暑くなってきたこと、熱中症弱者（テキスト第8版⑤p.164 表2-4-1）といわれる人々の増加、そして本疾患の認知度が上がったことにより、熱中症と診断される患者数が増加したことが考えられる。熱中症は若年者ではスポーツ中の男性、中壮年では肉体労働中の男性に多く、ともに屋外発症が多い。高齢者では日常生活中（屋内が半数）に性差なく発生している。また高温多湿環境化において熱中症に陥る高齢者が中心である。特徴的な夏となった2010年と2011年の調査結果から、暑熱順化のできていない梅雨の中休みの急激な気温上昇は、熱中症患者を急増させるが、夜間は涼しいために重症度は高くならないと考えられる。（テキスト第8版⑤p.164〜165）

2、3

127 Ⅱ度熱中症と判断する症候はどれか。1つ選べ。
1. めまい
2. 意識障害
3. 全身倦怠感
4. 大量の発汗
5. こむら返り

　熱中症の重症度分類と症状・治療はテキスト第8版⑤p.167 図2-4-3を参照。
　一過性の意識消失、手足のしびれなどがあり、現場の応急処置で回復するものをⅠ度とする。頭痛や吐き気・嘔吐、倦怠感、下痢・腹痛などは現場で応急処置をしつつ医療機関への搬送を要するⅡ度以上と判断する。Ⅲ度は医療機関における採血検査などによって、入院治療を要する病態である。めまい、大量の発汗、こむら返りはⅠ度熱中症の症状であり、意識障害は重症の熱中症（Ⅲ度）と判断すべきである。（テキスト第8版⑤p.167）

3

| 37 | 午 後 |

◎指示があるまで開かないこと。

（平成26年3月9日　13時50分～16時10分）

注 意 事 項

1. 試験問題の数は73問で解答時間は正味2時間20分である。
2. 解答方法は次のとおりである。
(1) 各問題には1から5までの5つの答えがあるので、そのうち質問に適した答えを（例1）では1つ、（例2）では2つ選び答案用紙に記入すること。

（例1）　101　県庁所在地はどれか。1つ選べ。
1. 栃木市
2. 川崎市
3. 広島市
4. 倉敷市
5. 別府市

（例2）　102　県庁所在地はどれか。2つ選べ。
1. 仙台市
2. 川崎市
3. 広島市
4. 倉敷市
5. 別府市

（例1）の正解は「3」であるから答案用紙の ③ をマークすればよい。

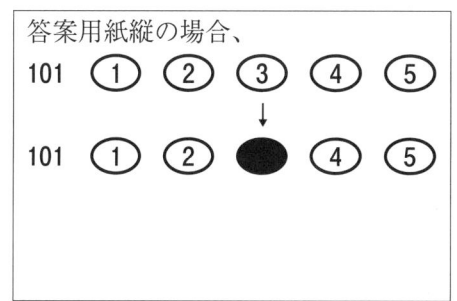

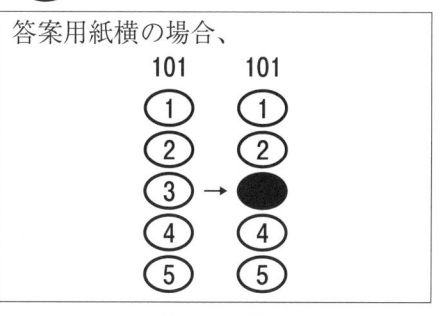

答案用紙縦の場合、
101　① ② ③ ④ ⑤
　↓
101　① ② ● ④ ⑤

答案用紙横の場合、
101　101
① 　①
② 　②
③ →●
④ 　④
⑤ 　⑤

（例2）の正解は「1」と「3」であるから答案用紙の ① と ③ をマークすればよい。

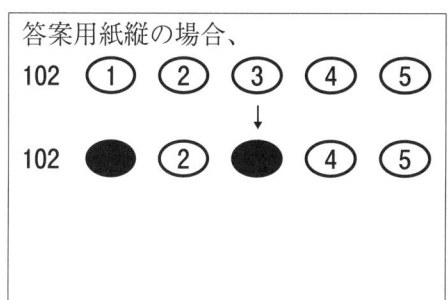

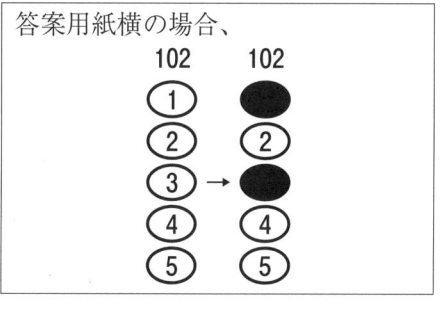

答案用紙縦の場合、
102　① ② ③ ④ ⑤
　↓
102　● ② ● ④ ⑤

答案用紙横の場合、
102　102
① 　●
② 　②
③ →●
④ 　④
⑤ 　⑤

(2) ア．（例1）の質問には2つ以上解答した場合は誤りとする。
　　イ．（例2）の質問には1つ又は3つ以上解答した場合は誤りとする。

B

1 血漿中のイオン濃度が最も高いのはどれか。1つ選べ。
1．塩　素
2．重炭酸
3．カリウム
4．カルシウム
5．ナトリウム

[解答・解説]
　細胞内液と細胞外液の電解質組成の問題は必出。血漿は間質液と併せ細胞外液に分類される。細胞外液で一番多いものはナトリウム、続いて塩素であるが、カリウムはナトリウムの1/30程度しかない。ただし細胞内液ではカリウムがもっとも多いことに注意する。細胞内と細胞外との設問の違いに惑わされないようにする。（テキスト第8版①p.29〜30　図1-2-4）
5

2 後頸部で小隆起として容易に触れる脊椎はどれか。1つ選べ。
1．第3頸椎
2．第4頸椎
3．第5頸椎
4．第6頸椎
5．第7頸椎

　頸椎は7個であり、第1頸椎を環椎、第2頸椎を軸椎、そして第7頸椎は棘突起（後方に突出した骨隆起）を背部正中皮下に触知するために隆椎といわれている。頸部〜背部を前屈した体位で容易に第7頸椎の棘突起を触知できる。（テキスト第8版①p.18〜19）
5

3 毛細血管や静脈系に過剰な量の血液が滞留した状態はどれか。1つ選べ。
1．虚　血
2．血　栓
3．梗　塞
4．浮　腫
5．うっ血

　設問のキーワードは「静脈系の血液の滞留」である。うっ血の状態では動脈系は開存するものの、心臓へ戻る血流が妨げられるため、皮下の静脈が拡張して観察される。静脈路確保の際に駆血帯を軽く巻くのは、このように局所をうっ血させて穿刺を容易にさせるためである。設問にはないが、類似の病態として「充血」があるがこれは細動脈拡張による動脈系の血流増加によるものである。（テキスト第8版①p.137〜140　表2-4-1）
5

4 我が国の人口動態統計において最も多い死亡原因はどれか。1つ選べ。
 1. 自 殺
 2. 肺 炎
 3. 心疾患
 4. 脳血管疾患
 5. 悪性新生物

[解答・解説]
　公衆衛生統計、とくに死因順位は必出であり確実に覚えておく。ここ30年以上死因の第1位は悪性新生物である。また年齢階級別の死因統計も頻出であり、若年者層では不慮の事故や自殺が多く、40歳以上になると悪性新生物が1位となる。（テキスト第8版① p.180～182 表3-1-2）　　　　5

5 12誘導心電図で胸壁に装着する電極の数はいくつか。1つ選べ。
 1. 3
 2. 4
 3. 6
 4. 8
 5. 12

　救急車内で観察する心電図は心電計モニターであり、3個の電極を用い、12誘導心電図の第Ⅱ誘導に相当する波形が観察される。12誘導心電図では肢誘導3個、胸部誘導6個、計9個の電極を用い12種類の波形が記録される。救急救命士業務で用いる心電計モニターと12誘導心電図を混同しないこと。（テキスト第8版② p.126～127）　3

6 バイタルサインに含まれるのはどれか。1つ選べ。
 1. 顔 貌
 2. 呼 吸
 3. 体 位
 4. 体 重
 5. 歩 行

　バイタルサインの理解は救急救命士にとって基本である。バイタルサインは生命徴候ともいわれるが、生命維持に必要な人体の生理的機能を表す。したがって心肺危機の場合、これら徴候に異常をきたすので緊急度や重症度の判断にとって必要なものである。通常、呼吸、脈拍、血圧、体温をさすが、時に意識レベルを入れることもある。意識状態がバイタルサインの中で一番重要と誤解されることもあるが、必ずしも心肺危機に直結するわけではない。（テキスト第8版② p.53～60）　2

7 薬物の血中濃度が最も早く上昇する投与経路はどれか。1つ選べ。
　　1．吸入投与
　　2．口腔内投与
　　3．直腸内投与
　　4．静脈内注射
　　5．筋肉内注射

[解答・解説]
　投与薬物の効果は、投与した薬物の血中濃度が上昇することでその薬理効果が期待できる。つまり投与経路はさまざまでも最終的に血液中の薬物濃度が上がらないと効き目はない。設問では「血中濃度が最も早く」とすでに解答をいっているようなものである。静脈内注射は、静脈の血液中に直接薬物を投与するため一番早く濃度が上昇する。「効果発現が最も早い」と質問を替えられても同様の答えである。(テキスト第8版② p.183〜185　図14-6)　　4

8 皮膚の血管収縮によってみられるのはどれか。1つ選べ。
　　1．紅　斑
　　2．黄　疸
　　3．紫　斑
　　4．蒼　白
　　5．浮　腫

　皮膚の末梢血管収縮で皮下の血流が減少すれば、それを外界から透見する皮膚は蒼白にみえる。黄疸はビリルビンの上昇でみられる皮膚黄染であり、紫斑とは皮下出血によるものである。また浮腫とは局所皮下組織への水分貯留による。(テキスト第8版② p.51　表8-1、② p.67)　　4

9 我が国のDMAT（災害派遣医療チーム）について正しいのはどれか。1つ選べ。
　　1．国外の災害にも対応する。
　　2．食糧は被災地で調達する。
　　3．災害慢性期の活動を主とする。
　　4．医師と看護師のみで構成される。
　　5．被災地で広域搬送順位を決める。

　DMATに関する問題は必出である。国内においておおむね48時間以内の急性期に派遣され、被災地で救命処置、広域搬送トリアージ、搬送中の医療救護などを担当する。医療職以外では調整員（事務員）1名も隊員となる。(テキスト第8版② p.44〜45　図7-1)　　5

10 血圧測定について適切なのはどれか。1つ選べ。
1．維持透析傷病者ではシャントのある側で行う。
2．救急車走行時の振動は自動血圧計の測定値に影響を与えない。
3．マンシェットを巻きつける際には緩みの無いようにきつく巻く。
4．高血圧の既往がある傷病者は日頃の血圧の値と比較して評価する。
5．加圧をしながら拍動がなくなった時が触診法での収縮期血圧である。

[解答・解説]
透析用シャントは血栓を形成すると使用不可能になるので、当該上肢は避ける。マンシェットは指1～2本入る程度の余裕をもって巻く。血圧は体動や振動にて測定結果が不正確になる。また触診法は、マンシェットを減圧する際に最初に脈拍を触知したところの圧であり、これは収縮期血圧である。触診法では拡張期血圧は測定できない。（テキスト第8版②p.121～123）
4

11 一般的な体格の成人男性に用いる気管内チューブの内径はどれか。1つ選べ。
1．4mm
2．6mm
3．8mm
4．10mm
5．12mm

成人男性は7.5～8mm、成人女性は7.0mmを使用するが、体型をみながら施行時は上下1サイズずつ手元に用意しておくこと。（テキスト第8版②p.107）
3

12 救急隊員のN95マスク使用が原則となる病原体はどれか。1つ選べ。
1．結核菌
2．緑膿菌
3．MRSA
4．肺炎球菌
5．B型肝炎ウイルス

N95の絶対適応は空気感染予防である。空気感染は別名「飛沫核感染」ともよばれ、飛沫感染よりも小さな微粒子である「飛沫核」が空気中に浮遊しこれが吸入されることで感染する。飛沫感染の感染範囲はたかだか飛沫の飛ぶ距離で1～2mであるが、空気感染では遠方まで浮遊し感染する可能性がある。空気感染の場合は粒子が小さいため、きめの細かいN95マスクが勧められる。（テキスト第8版②p.196～199　表16-1）
1

13 直接的メディカルコントロールに該当するのはどれか。1つ選べ。
1．気管挿管の実習
2．除細動の事後検証
3．搬送先選定の助言
4．プロトコールの検証
5．市民に対する口頭指導

[解答・解説]
　直接的メディカルコントロール（以下、MC）は別名オンラインMCといわれている。「オンライン」の所以は無線や電話などを用いリアルタイムに現場対応の指示を医師から受けるためである。直接的MCとはこれ以外になく、その他のMCはすべて間接的MCの範疇になる。（テキスト第8版② p.15〜19）
3

14 乳児の胸骨圧迫を救急隊員が行う場合、一人法と二人法とで異なるのはどれか。1つ選べ。
1．圧迫の部位
2．圧迫の深さ
3．圧迫のテンポ
4．圧迫に用いる指
5．圧迫時間と解除時間の比

　胸骨圧迫は胸骨の下半分を、少なくとも100回/分のテンポで、胸の厚さの約1/3が沈むくらい押す。一人法では片手の指2本で圧迫するが、二人法では「胸郭包み込み両母指圧迫法」が用いられる。（テキスト第8版② p.135〜136　図12-31、図12-32）
4

15 胸痛の重症度・緊急度判断基準（救急振興財団）において重症以上と判断される指標はどれか。1つ選べ。
1．JCS 3
2．呼吸数36/分
3．脈拍80/分
4．収縮期血圧100mmHg
5．SpO$_2$値95％

　胸痛の重症度・緊急度判断では、JCS100以上、呼吸数10回/分未満、または30回/分以上、脈拍は120回/分以上、または50回/分未満、収縮期血圧は90mmHg未満、または200mmHg以上、およびSpO$_2$ 90％未満のいずれかがあれば重症以上と判断される。（テキスト第8版② p.78〜84　表10-3）
2

16 失神の原因として最も多いのはどれか。1つ選べ。
　　1．消化管出血
　　2．くも膜下出血
　　3．肺血栓塞栓症
　　4．急性大動脈解離
　　5．血管迷走神経反射

[解答・解説]
　失神の原因、メカニズム、また判断のアプローチについてはテキスト第8版③p.125の表12-1～12-3に記載されたとおりである。p.129右段19行目に「失神の原因は血管迷走神経反射が最多」とある。迷走神経とは副交感神経であり、いわゆる神経原性ショックの病態と同様であり、末梢血管拡張（四肢皮膚は冷たくない）、徐脈、血圧低下による脳血流低下から失神をきたす。（テキスト第8版③p.125～129　表12-3）
　　　　　　　　　　　　5

17 血液中で酸素を運搬するのはどれか。1つ選べ。
　　1．アルブミン
　　2．グロブリン
　　3．ビリルビン
　　4．ヘモグロビン
　　5．ミオグロビン

　類似の名称で惑わせる問題であるが、赤血球のヘモグロビンが酸素運搬能をもつことは常識である（テキスト第8版①p.107）。アルブミン、グロブリンは血漿蛋白で前者は膠質浸透圧を維持し、後者は液性免疫を司る（テキスト第8版①p.111）。またヘモグロビンが肝で分解・代謝を受けるとビリルビンになって胆汁から十二指腸に排泄される（テキスト第8版①p.88）。ミオグロビンは筋肉内に存在し、筋の崩壊で血中から尿中に出て茶褐色尿（ミオグロビン尿）を呈する（テキスト第8版③p.199）。また高ミオグロビン血症のキーワードではクラッシュ症候群を忘れないこと。（テキスト第8版⑤p.94）
　　　　　　　　　　　　4

18 体重50kgの健常成人のおおよその血液量はどれか。1つ選べ。
　　1．1ℓ
　　2．2ℓ
　　3．4ℓ
　　4．8ℓ
　　5．16ℓ

　成人の全血液量は体重の約8％である。したがって体重50kgであれば約4ℓということになる。（テキスト第8版①p.67、①p.107）
　　　　　　　　　　　　3

19 脳ヘルニア（鉤回ヘルニア）の初期にみられるのはどれか。1つ選べ。
　　1．対麻痺
　　2．瞳孔不同
　　3．除脳硬直
　　4．眼球突出
　　5．失調性呼吸

[解答・解説]
　脳ヘルニアの緊急度を判断するうえで病期による症状の違いは重要である。初期には動眼神経圧迫による瞳孔不同（病巣側散大）、また、病巣への眼球偏位、および反対側の片麻痺が特徴である（テキスト第8版③ p. 45～47 図6-6）。除脳硬直や失調性呼吸はヘルニアが進行した状態であり致命的である。瞳孔不同の時期にしかるべき施設へ搬送しないと救命は困難となる。また対麻痺は両下肢の麻痺であり、脳ヘルニアとは関連がない。（テキスト第8版③ p. 142）　2

20 小児の腸重積に特徴的な徴候はどれか。1つ選べ。
　　1．緑色便
　　2．血性嘔吐
　　3．噴水状嘔吐
　　4．白色水様便
　　5．イチゴゼリー状便

　小児腸重積は生後10カ月をピークとする疾患で、腸管が肛門側腸管に長軸性に捲れ込むものである。内側に捲れ込んだ口側腸管は血流障害にて粘膜びらんが起こり、この脱落によりイチゴゼリー（ジャム）状の血便を呈する（テキスト第8版④ p. 136～138）。テキスト第8版には「間欠性腹痛」が特徴とあるが臨床的には「間欠性啼泣」が正しい。3歳以下、とくに発症のピークである10カ月の乳児ではきちんと腹痛を表現するはずがない。また、噴水状嘔吐は先天性肥厚性幽門狭窄症が、白色水様便では冬季のロタウイルス感染が考えられる。　5

21　事故現場での救護活動でまず行うのはどれか。1つ選べ。
　　1．傷病者の蘇生処置
　　2．傷病者の緊急度評価
　　3．傷病者の救急車収容
　　4．救助者自身の安全確保
　　5．目撃者からの情報聴取

[解答・解説]
　事故現場での活動基準であるが、まず現場到着前に感染防御用の資器材準備を確認する。現場到着時に目撃者がいれば事故の概要を聴取し、必要であれば警察やレスキュー隊出動の有無を判断する。そして傷病者の現場周囲における二次災害に巻き込まれないよう、自身の安全が確保されるまでは傷病者には絶対に接触しない。(テキスト第8版⑤ p. 31～39)　　4

22　低血圧を呈する外傷傷病者で頸髄損傷を疑う所見はどれか。1つ選べ。
　　1．蒼　白
　　2．発　汗
　　3．頻　脈
　　4．温かい皮膚
　　5．頸静脈の怒張

　設問の意図は、頸髄損傷で低血圧、つまり神経原性ショックの症状を選べばよい。頸髄損傷では副交感神経優位になるため末梢血管が拡張し、末梢血流は豊富になる。そのため皮膚色調は蒼白にならず皮膚温も低下しない(テキスト第8版⑤ p. 62)。また血圧は低下するにもかかわらず徐脈となるのが特徴である。皮膚温が低下しないショックは本病態と、アナフィラキシーショック、敗血症性ショックの3つである。(テキスト第8版③ p. 15～24)　　4

23　入院に至る急性中毒の原因物質の分類で最も多いのはどれか。1つ選べ。
　　1．農　薬
　　2．自然毒
　　3．医薬品
　　4．家庭用品
　　5．工業薬品

　もっとも発生件数の多いものは家庭用品であり、小児におけるタバコ誤食である。しかしこれは異味であるため、大量摂取になることは少なく、重症化は少ない。入院に至る中毒症例では睡眠薬を含む医薬品中毒で自殺企図が多い。次いで農薬中毒であるが、これは都市部には少なく地域差がある。(テキスト第8版⑤ p. 144)　　3

C

1　85歳の男性。もちを詰まらせて呼吸困難となった。
　　救急隊到着時観察所見：心肺停止状態に陥っており、心電図モニターでは無脈性電気活動である。心肺蘇生を開始するが換気不良である。喉頭展開し、マギール鉗子でもちを除去したところ換気は可能となったが頸動脈は触知できなかった。
　　直ちに救急救命士が行うべき処置は何か。1つ選べ。
　　1．気管挿管
　　2．胸骨圧迫
　　3．静脈路確保
　　4．電気的除細動
　　5．エアウエイ挿入

[解答・解説]
　頸動脈は触知できず心停止の状態である。直ちに胸骨圧迫を開始する。もちを除去した後は、(バッグ・マスクで)換気が可能となっており気管挿管を急ぐ必要はない。同様に、エアウエイを挿入する必要もない。静脈路の確保を行うにしても優先度は胸骨圧迫よりも低い。無脈性電気活動という情報があるので電気的除細動の必要はない。(テキスト第8版② p. 134)　　2

2　59歳の男性。呼吸困難を訴え救急要請した。
　　救急隊到着時観察所見：意識 JCS 1。呼吸数34/分、努力様。脈拍108/分、整。血圧200/120mmHg。体温36.8℃。両肺野で湿性ラ音を聴取し、両下肢に浮腫を認める。
　　搬送中の適切な体位はどれか。1つ選べ。
　　1．仰臥位
　　2．起坐位
　　3．腹臥位
　　4．側臥位
　　5．下肢挙上

　頻呼吸、努力呼吸、頻脈を認め、両肺野の湿性ラ音と、両下肢の浮腫を認めることから、うっ血性心不全を疑う。うっ血性心不全であって、血圧が保たれている場合、起坐位もしくは半坐位で搬送することを第一選択とする。これにより静脈還流を減らし、心臓の前負荷を軽減することが期待できる。
　うっ血性心不全に限らず、搬送の体位として腹臥位を選択することはほとんどない。この傷病者の血圧が低ければ、うっ血性心不全を疑う傷病者であっても仰臥位での搬送が適している。また、起坐位にした際に、傷病者の不快感が増大したり症状が悪化したりした場合も仰臥位を考慮してよい。うっ血性心不全の傷病者には、通常、側臥位は適さない。うっ血性心不全に対する下肢挙上は静脈還流を増加させるため、特別な場合を除き不適切である。(テキスト第8版③ p. 32)　　2

3　58歳の男性。自宅でうずくまっているところを帰宅した家族が発見し、救急要請した。

　　救急隊到着時観察所見：意識清明。呼吸数28/分。脈拍108/分、整。血圧86/60mmHg。SpO₂値97％。全身に冷や汗をかいており、前胸部痛を訴えている。頸静脈怒張を認める。

　　この傷病者で最も考えられるのはどれか。1つ選べ。

1．心原性ショック
2．敗血症性ショック
3．神経原性ショック
4．アナフィラキシーショック
5．循環血液量減少性ショック

[解答・解説]
　頻脈、血圧の低下、冷や汗などのショック症状と前胸部痛を認める場合、心筋梗塞などによって心臓のポンプ機能が低下したことによる心原性ショックを考える。頸静脈怒張も心原性ショックを支持する所見である。
　敗血症性ショック、アナフィラキシーショックでは、通常、前胸部痛を認めず、頸静脈も怒張しない。神経原性ショックでも前胸部痛、頸静脈怒張を認めず、頻脈ではなく徐脈となる。循環血液量減少性ショックでも頸静脈は怒張しない。現病歴に循環血液量が減少するエピソードもない。(テキスト第8版③ p. 18)
1

4　48歳の男性。胸痛を訴え救急要請した。

　　救急隊到着時観察所見：意識 JCS 1。呼吸数20/分。脈拍112/分、整。血圧90/56mmHg。SpO₂値97％。心電図モニターを装着し、酸素投与しながら救急搬送を開始した。搬送開始5分後に傷病者の反応がなくなった。心電図は心室頻拍を疑わせる波形に変化したので除細動パッドを装着した。

　　救急車停車後直ちに行う対応はどれか。1つ選べ。

1．脈拍を確認する。
2．静脈路を確保する。
3．除細動を実施する。
4．医師の指示を仰ぐ。
5．胸骨圧迫を開始する。

　傷病者の反応がなくなり心電図を確認すると、心室頻拍を疑わせる波形を認めたという状況である。心室頻拍を疑えば、まず脈拍を確認する。脈拍が触れなければ無脈性心室頻拍と判断でき、直ちに除細動を行う。
　心室頻拍を疑った場合、直ちに脈拍を確認することを優先する。静脈路確保は、脈拍がないことを確認後に除細動をしても自己心拍が再開しない場合に、医師の指示に基づいて実施する場合がある。除細動は、脈拍が触れないことを確認してから後に行う。この時点で医師の指示を仰ぐ必要はない。胸骨圧迫より脈拍の確認を優先する。(テキスト第8版② p. 128)
1

5 90歳の女性。脳血管性認知症でほぼ寝たきりの状態であったが、大量の下血を認めたため、家族が救急要請した。

救急隊到着時観察所見：意識JCS 3。呼吸数20/分。脈拍100/分、整。血圧92/70mmHg。体温36.0℃。嘔吐や吐血は認めず、腹部は平坦でやわらかい。おむつには鮮紅色の血液が付着した茶色の便塊を認める。

疑われる出血部位はどれか。1つ選べ。

1．食　道
2．胃
3．十二指腸
4．空　腸
5．直　腸

［解答・解説］
　便の性状から、その出血部位を推測させる設問である。「鮮紅色の血液が付着した茶色の便塊」との記載から、便は通常どおり形成された後、その周囲に血液が付着したと考えられる。直腸や肛門で出血した場合に生じる。出血した血液がそのまま便の表面に付着して排出されるため、鮮紅色〜暗赤色の血液が付着するのである。
　食道、胃、十二指腸、空腸からの出血の場合、出血した血液が腸管を下降する過程で消化液の影響により、黒色（ヘモグロビン中の鉄が、酸化によって黒色となる）に変化し、食物残渣などと混ざり黒色便として排出される。ただし、大量に出血した場合は、消化液による変化が生じず、鮮紅色〜暗赤色のままのことがある。（テキスト第8版③ p. 195）

6　76歳の女性。朝、寝床で意識を失っているところを発見され、家族が救急要請した。

　　救急隊到着時観察所見：意識 JCS200。呼吸数6/分、浅表性。脈拍60/分、整。血圧200/120mmHg。体温38.0℃。SpO_2値84％。瞳孔右5mm、左2.5mmで、右は対光反射が消失。左側の片麻痺を認める。

　　搬送中に行うべき処置はどれか。1つ選べ。
　1．回復体位
　2．頸椎保護
　3．補助換気
　4．口腔内吸引
　5．リザーバ付きフェイスマスク装着

[解答・解説]
　意識状態は、JCS3桁まで低下しており、瞳孔不同、対光反射の異常、片麻痺を認める。呼吸状態は、浅表性の徐呼吸でSpO_2値が84％と低下している。循環状態は、血圧が上昇し比較的徐脈を認める。意識、呼吸、循環の状態を合わせて考えると、頭蓋内圧亢進に伴ってクッシング徴候が出現し、さらには脳ヘルニア（鉤回ヘルニア）徴候が出現している状況である。
　意識、呼吸、循環それぞれに異常のある傷病者に対しては、ABC（airway, breathing, circulation）の順に必要な処置を行うことが基本となる。したがって、まずは気道の確保である。選択肢に「用手的気道確保」などがあれば、それを選択する。次に、呼吸への対応を優先する。浅表性の徐呼吸で酸素飽和度も低下しているため、バッグ・マスクに酸素を流しながら補助換気を実施する。
　回復体位では補助換気が実施できない。仰臥位か逆トレンデレンブルグ体位がよいであろう。頭部に強いエネルギーがかかったことを想像させる現病歴や観察所見はなく、頸椎保護の必要性は低い。口腔内への唾液の貯留などによって気道の閉塞や狭窄が生じていれば、口腔内吸引の優先度は高くなるが、そのような記載はない。徐呼吸となっており、フェイスマスクでの酸素投与だけでは足りない。補助換気が必要である。（テキスト第8版③ p.43、③ p.175）

3

7 40歳の男性。駅のホームで停車直前の電車に頭部が接触して転倒した。目撃者が救急要請した。

救急隊到着時観察所見：意識 JCS100。呼吸数24/分。脈拍120/分、整。血圧60/40mmHg。SpO$_2$値92％。側頭部から前額部にかけて挫創があり、口腔、鼻腔、外耳道から出血している。呼吸に伴いゴロゴロ音が聞こえる。耳出血のダブルリングサインは陽性である。頸椎保護と高濃度酸素投与を行いながら車内に収容した。

適切な対応はどれか。1つ選べ。

1．鼻腔内吸引
2．口腔内吸引
3．頭部45度挙上
4．経鼻エアウエイ挿入
5．外耳道ガーゼタンポン

[解答・解説]

　口腔、鼻腔から出血し、呼吸に伴うゴロゴロ音が生じている。いわゆる「ゴロゴロ音」は、出血した血液や唾液などが喉咽頭、口腔などの上気道に垂れ込み、空気の出入りを妨げることで生じる音である。気道の狭窄や下気道への血液などの垂れ込みを示唆する。気道を維持し垂れ込みを防ぐため、口腔内を吸引し、気道を確保することが優先される。

　設問の傷病者は、耳出血のダブルリングサインを認める。ダブルリングサインは、血液への髄液の混入を意味し、頭蓋底の骨折部からの髄液漏を示唆する。耳からの髄液漏であれば中頭蓋底骨折を疑うが、中頭蓋底骨折があれば前頭蓋底の損傷も懸念される。前頭蓋底の骨折が疑われるときに鼻腔内にカテーテルを盲目的に挿入すると、頭蓋底の骨折部を通じてカテ先が頭蓋内に迷入する場合がある。そのためカテーテルを挿入してはならない。経鼻エアウエイも同様の理由で禁忌である。血圧が低い状態では、頭部の挙上は適切でない。髄液耳漏などに対して外耳道のガーゼタンポンを行うことも適切ではないとされる。（テキスト第8版④p.110）

2

D

1 列車事故の多数傷病者に二次トリアージを行った。一次トリアージで緑色のタッグをつけられている傷病者は開眼しており、呼吸数24/分。脈拍80/分、整。血圧140/90mmHg。顔面擦過傷と前腕にⅡ度の手掌大の熱傷とを認める。月日や場所を聞いたところ正確に答え、「妊娠8か月です」と心配そうに話している。医師がタッグを緑色から黄色に変更した。
この判断の根拠はどれか。1つ選べ。
1．呼吸数
2．血　圧
3．顔面擦過傷
4．前腕熱傷
5．妊　娠

[解答・解説]
　START方式の一次トリアージは、生理学的評価に基づいて傷病者を分類する方法であり、簡便で再現性に優れる。一方、二次トリアージは解剖学的評価や受傷機転（高エネルギー外傷かどうか）、属性（小児や高齢者、妊婦など）を考慮して搬送・治療の優先順位を再考慮するため、その評価には比較的高度な医学知識と訓練が必要となる。
　傷病者は呼吸数<30/分で安定しており、ショックバイタルもなく、質問には正確に回答しているため、一次トリアージでは緑タッグ（区分Ⅲ、保留・猶予）の扱いとなる。
　二次トリアージでは熱傷の程度と妊娠が再考慮の対象となるが、前腕の手掌大Ⅱ度熱傷は手掌法で1％であり、アルツ（Artz）の基準では軽症熱傷（外来通院）に相当するため、緑タッグの変更は必要ない。一方、胎児は事故後の生理学的評価を受けていないため、タッグ変更（猶予から緊急へ）の事由に相当する。（テキスト第8版②p. 48〜49，⑤p. 117〜119）　　**5**

2　80歳の男性。2週間前に交通事故で受傷し鎮痛薬を時々内服していた。今朝、誘因なく大量の下血があった。その後も断続的に黒色の下着汚染が続くため、家族が救急要請した。

　　救急隊到着時観察所見：意識JCS2。呼吸数28/分。脈拍120/分、整。血圧88/56mmHg。体温36.0℃。SpO₂値96％。

　　この傷病者に観察される症候はどれか。1つ選べ。

　1．黄　疸
　2．反跳痛
　3．皮膚乾燥
　4．顔面蒼白
　5．頸静脈怒張

[解答・解説]

　黒色便の原因として、鎮痛薬（NSAIDs）による胃十二指腸潰瘍がもっとも考えやすい。胃十二指腸潰瘍の随伴症状である上腹部痛や上腹部不快感、悪心の有無を問診で確認する。典型例では、胃潰瘍なら食後痛、十二指腸潰瘍なら空腹時痛・夜間痛となるが、高齢者では痛みを伴わない場合もあるので注意が必要である。黒色便は上部消化管（胃・十二指腸）からの出血を示唆するが、鼻出血や口腔内出血、食道静脈瘤でも観察される場合がある。

　傷病者は循環血液量減少性ショックを呈しているため、ショックバイタルとして顔面蒼白（および四肢冷感、発汗過多）が観察される可能性がある。下血の結果、貧血が増悪するので、眼瞼結膜は蒼白となる。

　胃十二指腸潰瘍穿孔を示唆する所見はないので、腹膜炎の可能性は低い（ただし、現場活動では一通り腹部所見も触診する）。黄疸は肝機能障害や溶血性貧血で観察される。（テキスト第8版③p.115, ④p.56）**4**

3 70歳の男性。食事中に部屋で倒れたのを家族が目撃し、救急要請した。

　救急隊到着時観察所見：心肺停止状態。胸骨圧迫しながら口腔内異物除去を行い、気管挿管の指示を受け挿管した。2分後心拍再開した。救急車で搬送中に名前を呼ぶと開眼し、閉眼指示に応じる。

　この傷病者のGCSの合計点はどれか。1つ選べ。

1．10
2．11
3．12
4．13
5．14

[解答・解説]
　窒息による心肺停止から自己心拍が再開した後のGCSを問う問題。傷病者は名前を呼ぶと開眼し（E3）、閉眼指示に従う（M6）。言葉による応答は気管挿管を受けているため評価できない（V1）。したがってGCSは10。この傷病者のJCSはⅡ-10となる。救急救命士国家試験では、このほか「胸部への強い痛み刺激で開眼し（E2)、うめき声を上げて（V2）、手で振り払う（M5）GCS9＝JCSⅡ-30」といった出題もある。

　救急救命士国家試験では、GCSおよびJCSは現場に即した出題がなされる。脳卒中傷病者の脳外科搬送に際しては、医師からJCSよりもGCSによる評価を求められることも多い。KPSS(倉敷病院前脳卒中スケール）やCPSS（シンシナティ病院前脳卒中スケール）を使用する消防本部も増えた。この機会に一通り目を通しておこう。(テキスト第8版②p.59)

1

4　60歳の男性。庭木の手入れ中に脚立から墜落し、左胸を強打し、家族が救急要請した。

　　救急隊到着時観察所見：意識清明。呼吸数32/分。脈拍120/分、整。血圧150/90mmHg。SpO₂値89％。左胸の疼痛とともに呼吸がしづらいことを訴えている。四肢の動きは良好である。特記すべき既往歴は無い。

　　救急隊員は呼吸様式の観察により重症と判断した。その呼吸様式はどれか。1つ選べ。

1．腹式呼吸
2．奇異呼吸
3．失調性呼吸
4．口すぼめ呼吸
5．シーソー呼吸

[解答・解説]
　脚立から墜落して左胸を強打した。初期評価では意識は清明で血圧は維持されているが、呼吸数・脈拍ともに多い。SpO₂値は89％と低いため、呼吸機能を障害する何らかの解剖学的異常が存在することを念頭に全身評価を行う。リザーバ付き酸素マスクで大量酸素投与を行い、頸部・胸部を中心に解剖学的異常の有無を確認していく。四肢の運動が良好であることから、頸髄損傷による肋間筋麻痺や横隔神経麻痺はあまり考慮しなくてよい。ただし、落下高度（6 m以上）によっては用手的頸椎保護および全脊椎固定が必要な場合がある。

1．腹式呼吸＝横隔膜呼吸なので、典型的には頸髄損傷で生じる。
2．奇異呼吸＝フレイルチェストで生じる。
3．失調性呼吸＝脳幹（延髄）損傷で生じる。
4．口すぼめ呼吸＝喘息を含む閉塞性換気障害で生じる。
5．シーソー呼吸＝上気道閉塞（典型的には窒息）で生じる。上気道閉塞では、そのほか陥没呼吸や気管牽引などの所見も呈する。

　実際には、外傷性血胸や外傷性気胸、緊張性気胸なども疑いながら解剖学的評価を行うが、選択肢から、左胸郭の多発肋骨骨折によるフレイルチェストの結果、奇異呼吸が生じていることがわかる。胸壁固定と換気補助の対象となる。

　なお、テキストでは、「奇異呼吸とは胸郭の一部が他と異なる運動をするもの（フレイルチェスト）」をいうが、医療現場では奇異呼吸はシーソー呼吸および腹式呼吸を含む概念であり、医師の理解との間に若干の齟齬が生じている。詳細は下記の日本救急医学会HPを参照されたい。
http://www.jaam.jp/html/dictionary/dictionary/word/1015.htm

（テキスト第8版②p.55、②p.71、⑤p.34．表1-4-1．⑤p.65、⑤p.99）

2

5 65歳の男性。夕食中に激しく咳き込んだので長男が背中を叩いたが、喉をつかみ意識がなくなり救急要請した。

救急隊到着時観察所見：意識JCS300。自発呼吸なし。脈拍触知せず。口唇、手指にチアノーゼを認める。直ちに開始したCPRで心拍再開した。ドクターカーで到着した医師が気管挿管し、パルスオキシメータとカプノメータを装着した。人工呼吸器を用いて搬送中、カプノメータの波形がAの時点で変化したが、直後の血圧およびSpO₂値は保たれていた。図（別冊No.1）を別に示す。

この原因として最も考えられるのはどれか。1つ選べ。

1. 片肺挿管
2. 気道狭窄
3. カフリーク
4. 肺血栓塞栓症
5. 呼吸回路のはずれ

別 冊
No. 1 図

[解答・解説]
　カプノメータ波形は比較的新しい問題である。代謝（体温）、心拍出量、呼吸が一定なら、呼気終末二酸化炭素分圧は一定の形状を保つので、正しい波形は必ず理解しておこう。典型的な波形は気管挿管において得られるが、バッグ・マスクに装着した場合でも、リークがなければ正常な波形が得られる。波形の異常は必ず何らかの問題が生じており、心停止では正しい波形が得られない。
　設問では、正常な波形が2つ得られた後、完全に波形が消失している。可能性は、傷病者から二酸化炭素がまったく呼出できない状況か、あるいはカプノメータが二酸化炭素を感知できない状況かの2つがある。しかし、選択肢1〜4はもちろん、たとえ心停止であっても二酸化炭素がまったく突然、呼出されなくなったりはしない。したがって気管チューブの誤抜去か、呼吸回路の外れがもっとも考えられる。ただし、その際は人工呼吸器の警報が鳴り続けるはずである。（テキスト第8版②p.88）

6 22歳の女性。50ccバイクの後部座席乗車中に普通乗用車と衝突して受傷し、通行人が救急要請した。

救急隊到着時観察所見：意識JCS 2、呼吸は速く、脈拍は橈骨動脈で微弱である。左側腹部痛を訴えており、腹部の緊張と右下肢の変形とを認める。

車内収容後に行うのはどれか。1つ選べ。

1．頸椎カラーを装着する。
2．全脊椎固定を実施する。
3．ログロールで背面の観察を行う。
4．右下肢のシーネ固定を実施する。
5．10ℓ/分以上の流量で酸素投与を開始する。

[解答・解説]
　設問では状況評価から高エネルギー外傷かどうか評価できない（もちろん、現場に実際にいれば評価できる）が、初期評価ではショックバイタルなので高エネルギー外傷、ロードアンドゴーの適応である。用手的頸椎保護、リザーバ付き酸素マスクで大量酸素投与を行い、活動性出血があれば直接圧迫止血法を行う。全身観察は頭部〜腹部までを重点的に行う。左側腹部痛と腹部の緊張から、脾破裂による腹腔内出血を念頭に置く。頸椎カラー装着と全脊椎固定は現場で行うが、右下肢のクレンメルシーネ固定は生命予後に影響を与えないので車内収容後でよい。背面観察もするなら現場で行うが、骨盤骨折の可能性がないとはいえず、ログロールは躊躇する。また、ショックバイタルのため安易な体位変換はバイタルサインの増悪をもたらす可能性がある。行わないほうが無難か。（テキスト第8版⑤p. 14　表1-2-1，⑤p. 19，⑤p. 35）

4

7 48歳の男性。火災現場で、煙が充満した部屋から救助隊が救出した。

救急隊到着時観察所見：意識JCS30。呼吸数24/分。脈拍100/分、整。血圧120/80mmHg。呼吸様式は正常。明らかな熱傷は認めないが、全身の皮膚に紅潮を認める。鼻腔にすすが付着している。

この傷病者への酸素の投与方法で適切なのはどれか。1つ選べ。

1．酸素投与不要
2．鼻カニューレ
3．フェイスマスク
4．ベンチュリーマスク
5．リザーバ付きフェイスマスク

　火災現場における口腔・鼻腔内のすす付着は、気道熱傷を強く示唆する。傷病者は意識障害が強いため、呼吸困難や咽頭痛、嗄声などの気道熱傷に伴う主訴を得にくいが、聴診のうえ気道管理に重点をおいて搬送する。この際、資器材は急速な気道浮腫や肺水腫による呼吸不全に対応できるよう、大量高濃度酸素が投与できるリザーバ付き酸素マスクを選択する。フェイスマスクおよびベンチュリーマスクでは高濃度酸素が投与できない。（テキスト第8版⑤p. 116，②p. 91　表12-1）

5

8　7歳の女児。子ども会の遠足で友達からもらった手作りクッキーを食べた後に気分不良を訴えた。引率者が口唇の浮腫、顔面の紅潮に気づき、女児が息が苦しいと訴えたために直ちに救急要請した。

　救急隊到着時観察所見：意識 JCS30。呼吸数30/分、努力様。脈拍120/分、整。血圧60mmHg（触診）。SpO_2値88％。女児はエピペン®を携行していたが、引率者は使用方法を知らないとのことである。

　この傷病者へのエピペン®使用について適切な対応はどれか。1つ選べ。

　1．直ちに注射する。
　2．校医に連絡してから注射する。
　3．保護者の承諾を得てから注射する。
　4．かかりつけ医に相談してから注射する。
　5．エピペン®使用の適応はない。

[解答・解説]
　アナフィラキシーショックの既往がある女児で、エピペン®を携行している。明らかにアナフィラキシーが発症・増悪している状況では、救急隊員および救急救命士が女児のエピペン®使用を補助するか、代行してエピペン®を女児に使用する。引率者が行ってもよい。本設問の状況ではエピペン®使用に迷いはないが、使用の判断に迷った場合は、メディカルコントロール医師の指示・助言を得る。エピペン®使用に際しては、本人のものかどうか（記載氏名）、使用期限、変色の有無、未使用のものであること（新品かどうか）を必ず確認すること。最近、学童がエピペン®を携行する場合は、医療機関、保護者、学校と消防機関による連絡・連携が図られつつあり、事前に消防が情報を得ている場合も多い。（テキスト第8版⑤p. 139, ②p. 36, ②p. 145〜147）　**1**

9　80歳の男性。在宅人工呼吸で療養していた。祖父の様子がおかしいと、留守番していた孫が救急要請してきたが、孫からは、詳細な状況を聴取できなかった。

　救急隊到着時、傷病者の気管切開チューブは抜けておらず、人工呼吸器のアラームが作動している。顔色は不良である。まず行うべき処置はどれか。1つ選べ。

1．人工呼吸器の設定確認
2．高濃度酸素投与の開始
3．気管切開チューブの交換
4．気管切開チューブ内の喀痰吸引
5．人工呼吸用バッグによる用手換気

[解答・解説]
　慢性呼吸不全の高齢者が、在宅で気管切開カニューレを介して人工呼吸管理を受けているが、何らかの問題が生じて人工呼吸器が換気を維持できなくなった。傷病者は顔色不良で明らかに換気障害が生じており、人工呼吸器は警報を発している。
　救急隊員および救急救命士は迅速に初期評価を行う。意識、呼吸、脈拍がいずれも確認できなければ、胸骨圧迫および人工呼吸の適応となる。人工呼吸器には、用手換気用バッグを備えた機種もあるが、その使用に躊躇したり、使用方法にまごついたりする場合がある。このときは、バッグ・マスクが気管切開カニューレにそのまま接続できるので、人工呼吸器の接続を外して気管切開カニューレに直接バッグ・マスクを接続して人工呼吸を行う。急ぐ場合は、酸素接続は後からでよい。
　脈拍が触知できれば、胸骨圧迫を行わずに人工呼吸のみを行う。
　最悪の選択は、気管切開カニューレを抜去することである。普段行う、傷病者の口を介してのバッグ・マスク換気は、換気のほとんどが気管切開孔からリークするため、とうてい有効な換気が得られない。また、気管切開カニューレの再挿入は思うほど簡単ではない。加えて、気管切開カニューレなしでの気管切開孔を介したバッグ・マスク換気は、慣れていないと難しい。
　気管切開を介しての人工呼吸管理では、呼吸が鼻腔や口腔を経由しないので気道は乾燥しやすく、喀痰や気道分泌物が乾燥してしばしば気道閉塞を生じる。人工呼吸器専用の加湿器を使用するか、頻回に気管吸引を行えば予防できるが、いったん気道閉塞を生じると、乾燥した喀痰や気道分泌物はなかなか吸引除去しにくい。(テキスト第8版② p. 121)

10　55歳の男性。早朝に胸痛と呼吸困難とを訴え、妻が救急要請した。

　　救急隊到着時観察所見：意識清明。呼吸数30/分。脈拍90/分、不整。血圧80/60mmHg。体温37.4℃。冷や汗をかいている。

　　搬送先病院でまず行われる検査はどれか。**2つ選べ**。

1．尿検査
2．血液検査
3．MRI検査
4．12誘導心電図検査
5．ラジオアイソトープ検査

[解答・解説]

　急性心筋梗塞（AMI）では、ニトログリセリンが無効の持続する胸痛（または心窩部痛）と、左肩や左頸部に放散痛を生じる。ショックバイタル（四肢冷感、顔面蒼白、発汗過多）および早期合併症である心室性不整脈がそろえば急性心筋梗塞を疑う十分な証拠が得られている。心電図におけるST上昇は、発症早期の場合には観察されない場合もあるし、左冠動脈前下行枝（前壁）の心筋梗塞ではそもそも四肢誘導でST変化が観察されないので、12誘導心電図以外の心電図変化はあまりあてにしないほうがよい。

　搬送先の医療機関では、12誘導心電図でST上昇を評価（おおよその冠動脈病変部位がわかる）した後、血液生化学検査で心原性逸脱酵素であるクレアチンキナーゼ、またはトロポニンT, Iの血中濃度を測定（おおよその心筋壊死範囲がわかる）する。待ち時間を利用して、心臓超音波検査（心エコー）による心室壁運動異常および心拍出量を測定し、心臓カテーテル検査（または冠動脈バイパス手術、CABG）の標的となる冠動脈の病変部位を特定する。（テキスト第8版③ p. 108～109, ④ p. 39～42, ④ p. 151）　**2、4**

11 78歳の男性。サービス付き高齢者向け住宅より入居者が倒れているど隣室の者から救急要請された。

救急隊到着時観察所見：意識 JCS300。呼吸がなく、頸動脈にて脈拍を触知しない。体表触知で通常のぬくもりがあり、下顎の動きも柔らかい。直ちに胸骨圧迫を開始したところ、本人は「延命治療を希望しない」と語っていたと、施設管理人から伝えられた。家族は現場に居合わせていない。

救急隊の対応として適切なのはどれか。1つ選べ。

1．CPRを中止する。
2．CPRを継続する。
3．家族の確認が得られるまでCPRを控える。
4．CPRを中断し本人の意思を確認できる書類を探す。
5．オンライン医師の指示を受けるまでCPRを控える。

[解答・解説]

老健施設や老人ホームでは、施設、入所者本人、家族との心肺停止時のインフォームドコンセントが十分でない場合があるため、救急出場においては注意が必要となる。入所者本人からDNR（蘇生拒否）の意思表示がある場合でも、家族が同意していないこともあるため、家族と協議のうえ、担当医師団から明確に示されたDNR指示でなければ、心肺蘇生に着手する。

DNR意思表示の有無に関係なく、心肺蘇生不着手と判断するのは、社会死（頭部離断、脳脱出、著明な全身死後硬直、明らかな死斑など、社会通念上明らかに死亡している場合）、または救助者（救急隊員および救急救命士）の生命が著しく危険に晒される場合である。

本設問では明確なDNR意思表示がなく、社会死の徴候を認めないため、速やかに心肺蘇生を開始する。それでも、施設側から「死亡確認だけしてくれればよい」と主張されたり、「死体を運んでくるな」と医療機関から搬送を断られたり、事後に「安らかに死なせてやりたかった」と家族から苦情が届く可能性がないとはいえない。（テキスト第8版③ p. 67）

2

12 20歳の男性。咳き込んだあと胸痛と呼吸苦とを訴えたため、同僚が救急要請した。

　　救急隊到着時観察所見：意識JCS 2。呼吸数32/分。脈拍112/分、整。血圧86/60mmHg。SpO_2値92％。頸静脈の怒張と右胸郭の膨隆とを認める。右側の呼吸音が減弱し、打診では同側の鼓音を認める。

　　この傷病者に対して搬送先病院で最も必要とされる処置はどれか。1つ選べ。

1．急速輸液療法
2．陽圧人工呼吸
3．胸腔ドレナージ
4．気管支拡張薬吸入
5．冠動脈カテーテル治療

[解答・解説]
　自然気胸は、胸板の薄い、やせた若い男性に多い。咳嗽、嘔吐、運動がきっかけになる。この傷病者は、自然気胸に加えて胸郭膨隆、頸静脈怒張、血圧低下をきたしており、緊張性気胸を合併している。一刻も早く胸腔穿刺ドレナージを施行しなければ、高度の呼吸困難・呼吸不全から心外閉塞・拘束性ショック（心原性ショック）を経て心停止に至る。呼吸停止した場合でも、バッグ・マスク人工呼吸は、陽圧換気のため、胸腔内圧をさらに上昇させるので施行できない。（テキスト第8版③p. 19、③p. 108　表9-2、③p. 172　表19-3、③p. 174、④p. 29）
　　　　　　　　　　　　　3

13 48歳の女性。突然の頭痛を訴えた後に嘔吐し、意識を失ったため救急要請された。

　　救急隊到着時観察所見：意識JCS 200。呼吸数20/分、いびき様。脈拍56/分、整。血圧210/96mmHg。SpO_2値96％。四肢の異常伸展を認める。

　　適切な対応はどれか。**2つ選べ**。

1．頭部回旋
2．頭側高位
3．下顎挙上法
4．頻回の呼びかけ
5．経口エアウエイ挿入

　傷病者は48歳と比較的若いが、突然の頭痛から急激な意識障害をきたし、徐脈（56回/分）、著明な高血圧（210/96 mmHg）とクッシング徴候を認めるため、脳出血を発症した可能性が高い。頭蓋内圧（脳圧）亢進から脳ヘルニア（切迫するD）が進行すれば致命的となるので、頭蓋内圧を下げる救急処置が必要となる。
　四肢は異常伸展して、GCS（M2）の除脳硬直を呈しており、脳ヘルニアは中脳に及んでいる。脳ヘルニアが延髄に及べば失調性呼吸から呼吸停止に至る。頭蓋内圧が上昇するような刺激を避け、頭側高位を保ったまま気道確保を行い搬送する。
　なお、脳卒中における「病院前の」高濃度酸素投与は、脳卒中予後を悪化させる可能性がある。（テキスト第8版③p. 43〜47、⑤p. 35　表1-4-2）
　　　　　　　　　　　2、3

14 71歳の男性。慢性気管支炎で治療中である。最近元気がなく、2日前からつじつまの合わないことを言うようになり、家族が救急要請した。

救急隊到着時観察所見：意識 JCS10。呼吸数24/分。呼気性喘鳴あり。脈拍112/分、整。血圧132/80mmHg。SpO_2値85％。ばち指と樽状胸郭とを認める。フェイスマスクで酸素投与（4ℓ/分）しながら搬送を開始したところ、しばらくして意識レベルの低下と呼吸数の減少とが認められた。

適切な対応はどれか。1つ選べ。

1．昏睡体位にする。
2．AEDを装着する。
3．酸素流量を増加する。
4．補助換気を開始する。
5．エアウエイを挿入する。

[解答・解説]
　傷病者は呼気性喘鳴、ばち指、胸郭の樽状変形を認め、慢性気管支炎で加療中であることから、明らかに慢性閉塞性肺疾患（COPD）の特徴を備えており、肺胞低換気から慢性的に血中二酸化炭素濃度は上昇している。ふつう、延髄呼吸中枢による自律神経性の呼吸調節は延髄腹側にある二酸化炭素センサーがトリガーしているが、COPDでは慢性的な高二酸化炭素血症のために二酸化炭素センサーは機能を停止しており、代わって頸動脈小体と大動脈小体にある酸素センサーが呼吸をドライブしている。ところが、酸素投与によって血中酸素濃度が上昇すると、この酸素センサーも機能を停止するため、呼吸停止からさらなる血中二酸化炭素分圧上昇を招いて意識障害が増悪する（CO_2ナルコーシス）。意識がある程度はっきりしていれば、声かけによって随意的な呼吸を促すこともできるが、この傷病者は初期評価の段階から意識障害が強いため、バッグ・マスクによる補助換気を適応する必要がある。呼吸数の減少は気道閉塞が原因ではないので、エアウエイを挿入しても病態は改善しない。（テキスト第8版②p.93〜94, ③p.12, ④p.24, ④p.155, ④p.18　表3-1）

4

15 メディカルコントロール協議会の検証事例である。除細動器の記録（別冊 No. 2）を別に示す。

　68歳の女性、呼吸苦からの心肺停止傷病者。午前4時2分に接触し直ちに胸骨圧迫と人工呼吸を開始。除細動器で心電図がモニターされ、心静止と判断された。2、3回目の心電図観察でVFを疑ったが、除細動器は反応せず、電気ショックは行われていない。午前4時10分に気管挿管を行い、4時12分車内収容、病院に搬送されている。

　改善を指摘される可能性が高い事項はどれか。1つ選べ。
　1．胸骨圧迫のテンポ
　2．除細動器装着の時期
　3．胸骨圧迫の中断時間
　4．除細動パッドの貼付位置
　5．胸骨圧迫と人工呼吸との割合

```
別　冊
No. 2
除細動器の記録
```

[解答・解説]
　メディカルコントロール（MC）協議会の事後検証は、PDCAサイクルを効果的に機能させることによって救急隊の活動を改善するために重要である。事後検証を実りあるものにするためには、正確に記載・記録された救急活動記録票が必要となる。事後検証における救急隊員活動評価においては、MCプロトコールに則した活動が行われたかどうかが重要となるが、心肺停止傷病者活動では、①適切な除細動、②連続した胸骨圧迫、③人工呼吸、④特定行為の優先順位で評価を行うことが多い。

　設問では、胸骨圧迫開始1〜13分間の心電図記録が示されている。①除細動の適応は、初期波形が心静止だったため早期除細動の適応はなく、2分後（04：04：40）、および4分後（04：06：30）にVFに対して心電図解析を行っており適切である。これ以降、8分後（04：10：30）にPEA波形が確認できるものの、これ以外は心静止波形であり除細動の適応はない。②胸骨圧迫は、基線の揺れは規則正しく、100回／分以上のリズムで行われているが、8〜9分後（04：10：20〜04：11：10）の気管挿管における胸骨圧迫の中断は許容できないほど長い（30秒）。③人工呼吸は1分間に2回、ないし3回行われており、7分後（04：09：00）に人工呼吸期間が確認できない時間帯があるものの、おおむね許容できる。④特定行為の気管挿管は、胸骨圧迫中断時間が長時間となった理由に関してプロトコールどおりに遂行されたのかどうかが検証の対象となり得るが、優先順位は高くない。

　全体として、胸骨圧迫中断時間を短縮する観点から事後検証をまとめるべき事案といえる。
（テキスト第8版②p. 18〜19）

16 58歳の男性。うつ病で通院中である。三環系抗うつ薬を大量内服して自宅居室で全身に痙攣をおこし倒れ、妻が救急要請した。

救急隊到着時観察所見：意識 JCS300。呼吸数20/分。頸動脈で脈を触れる。痙攣は消失している。心電図モニターを装着すると図（別冊 No.3）のような波形が観察された。

この傷病者の搬送中に注意するべき病態はどれか。**2つ選べ。**

1．痙　攣
2．高体温
3．過呼吸
4．心室細動
5．洞不全症候群

```
┌─────────────┐
│   別　冊    │
│  No. 3　図  │
└─────────────┘
```

[解答・解説]
　三環系抗うつ薬中毒に合併する心室性不整脈は、QRS 拡大と QT 延長を伴う特徴的な波形を呈するが、本設問では目立たない。代わりに、ショートラン（心室性不整脈連発）を生じている。心室性（頻脈性）不整脈は Lown 分類のⅢ以上（Ⅲ.多源性心室性不整脈、Ⅳ.心室性不整脈連発、Ⅴ.R on T）が致死的で、R on T がもっとも重症である。この心電図記録ではたまたま洞調律に復帰しているが、いつ VF になってもおかしくない。また、四環系抗うつ薬中毒と比較して三環系抗うつ薬による痙攣は頻度が低いが、環系抗うつ薬中毒の症状として抗コリン作用と併せて痙攣も押さえておく。（テキスト第8版③ p.68　図 7-8、③ p.182　図 20-4、⑤ p.149～150）　**1、4**

17 6か月の乳児。哺乳後ベビーベッドに寝かせ、母親は台所で洗い物をしていた。その後児を見ると顔色不良となっており救急要請した。

救急隊到着時観察所見：意識 JCS300。頭部後屈あご先挙上法で自発呼吸なし。脈拍120/分、整。全身にチアノーゼを認める。

まず行うべき処置はどれか。1つ選べ。

1．背部叩打
2．胸骨圧迫
3．人工呼吸
4．AED 装着
5．マギール鉗子による異物除去

　乳児の救急救命処置では、①足底刺激で意識がなく、気道確保を行って呼吸の確認ができず、上腕動脈で脈拍の触知ができなければ心肺蘇生を開始する。②呼吸数が10回／分未満の場合は、人工呼吸を開始する。脈拍を60回／分以上で触知する場合は胸骨圧迫の適応はない。③脈拍を触知しても60回／分未満で循環不全を認める場合は、気道確保と人工呼吸を行う。それでもなお脈拍が60回／分未満で循環不全を認める場合は、心機能停止を待たずに胸骨圧迫を開始する。

　設問の乳児は JCS300 で自発呼吸を認めないが、60回／分以上の脈拍を触知するため、救急救命処置は上記の②が適応となる。（テキスト第8版③ p.88～89）　**3**

18 42歳の男性。炎天下の作業後、食事中に倒れたところを同僚が発見し、救急要請した。

救急隊到着時観察所見：意識 JCS300。呼吸は無く、頸動脈は触知しない。直ちに心肺蘇生を開始した。AED による心電図モニターで無脈性電気活動を認めた。バッグ・バルブ・マスクによる換気は良好である。

次に行うべき処置はどれか。1つ選べ。

1. 冷　却
2. 除細動
3. 異物除去
4. 気管挿管
5. アドレナリン投与

[解答・解説]
42歳男性が、炎天下作業後の食事中に倒れた。状況評価からは熱中症を疑う。比較的若く炎天下作業が可能だったことから食物による窒息の可能性は少ないが、念頭には入れておく。傷病者の初期評価は心肺停止なので、速やかに胸骨圧迫と人工呼吸を開始した後、AED の除細動パッド装着が完了しだい心電図観察を行う。心電図波形は無脈性電気活動（PEA）で除細動の適応はないので、再び一次救命処置を再開する。バッグ・バルブ・マスク換気は良好のため、心肺停止の理由は窒息ではなさそうだが、チョークサインは念のため確認したほうがよい。熱中症にしては病態が心停止まで急激に進行しすぎている。この段階での特定行為は、気管挿管以外の気道確保器具および静脈路確保・アドレナリン投与が適応となる。バッグ・バルブ・マスク換気は良好なので、PEA に効果が期待できるアドレナリン投与を優先する。（テキスト第8版③ p.74～78）

19　77歳の男性。農作業中に、腹部に突然の激痛を感じ、その直後に嘔吐した。痛みが治まらないので、家族が救急要請した。

　　救急隊到着時観察所見：意識 JCS 1。呼吸数32/分。脈拍116/分、不整。血圧198/106mmHg。SpO_2値96％。経験したことのない疼痛だと訴えているが、腹部は平坦で柔らかく反跳痛も認めない。不整脈があり投薬を受けているが、正しく服用していないようである。脳梗塞の既往がある。

　　この傷病者の消化管に生じている病態はどれか。1つ選べ。

　1．感　染
　2．虚　血
　3．穿　孔
　4．閉　塞
　5．出　血

[解答・解説]
　高齢者で突然発症する激しい腹痛の原因としては、腹部大動脈瘤破裂と上腸間膜動脈塞栓症の重症度、緊急度がもっとも高い。腹部大動脈瘤はしばしば動脈硬化や高血圧を伴い、腹部（心窩部）に拍動性の腫瘤を触知する。破裂した場合は出血性ショックとなるが、後腹膜出血の場合は腹膜刺激症状に乏しい。腹腔内出血の場合は腹部膨満・腹膜刺激症状を呈する。上腸間膜動脈塞栓症では、心房細動からの血栓が上腸間膜動脈を閉塞して広範囲な腸管壊死を生じる。発症早期はまだ腹膜炎を発症しないので、腹膜刺激症状はない。
　傷病者には高血圧と不整脈を認めるが、腹部は平坦で柔らかく（腫瘤を触知せず）、腹膜刺激症状も認めない。加えて、脳梗塞（脳塞栓）の既往もあることから、上腸間膜動脈塞栓症の可能性が高い。腹痛の原因は上腸間膜動脈の閉塞であるが、設問は消化管に生じている病態を問うているので虚血が正答となる。また、いずれは消化管壊死から穿孔を経て腹膜炎（感染）となる。（テキスト第8版③p.117、④p.52、④p.62）　**2**

20　48歳の男性。突然、背中から股にかけての激しい痛みを訴えたため、家族が救急要請した。

　　救急隊到着時観察所見：意識清明。呼吸数24/分。脈拍76/分、整。血圧124/78mmHg。SpO_2値98％。体温36.2℃。左腰背部の自発痛は治まっているが、「叩くと痛い」と訴えている。

　　可能性が高い疾患はどれか。1つ選べ。

　1．胆石症
　2．膀胱炎
　3．尿管結石
　4．急性心筋梗塞
　5．急性大動脈解離

　尿路結石は、背部、側腹部、下腹部の激しい疝痛発作と、血尿を特徴とする。内臓痛なのでしばしば自律神経症状（悪心・嘔吐、冷汗、顔面蒼白）を伴う。叩打痛は腎結石を含む尿路結石および腎盂腎炎に特徴的であるが、傷病者には高熱がないため腎盂腎炎は否定的である。尿路結石は鼠径部への放散痛（関連痛）を認めることがある。（テキスト第8版③p.113　表10-1、③p.114、④p.53、④p.65、④p.69）　**3**

21 64歳の男性。就寝中、動悸と胸部圧迫感とを訴えて、救急要請した。
　救急隊到着時観察所見：意識JCS 2。呼吸数32/分。脈拍136/分、不整。血圧80/54mmHg。SpO₂値90%。起坐位で苦悶様、発汗著明である。既往症に高血圧と糖尿病とがあり、診療所で処方を受けている。車内収容後の心電図モニター記録II誘導（別冊 No. 4）を別に示す。
　この傷病者への対応で適切なのはどれか。**2つ選べ**。
1．仰臥位で搬送する。
2．糖分摂取を勧める。
3．AEDの電極パッドを装着する。
4．心臓カテーテルが可能な医療機関へ搬送する。
5．搬送先に「完全房室ブロックがある」と連絡する。

別　冊
No. 4　図

[解答・解説]
　発作性夜間呼吸困難は左心不全の徴候であるが、設問の傷病者は起坐位で低血圧と発汗過多（ショックバイタル）を呈しており、心原性ショックが増悪しつつある。心電図所見は単源性・単発性の心室性不整脈が頻発している（Lown分類II）が、心室性不整脈の波形以外はP波を伴う洞調律である。ST上昇を認めないが、強く急性冠症候群を疑う。湿性ラ音の有無を聴取して心不全の程度を評価する（キリップ分類）必要はあるが、左心不全の搬送体位は原則として起坐位、もしくは半坐位がよい。緊急心臓カテーテル検査の適応である。（テキスト第8版④ p. 34, ④ p. 39〜42）　**3、4**

22 28歳の男性。大量に飲酒後、嘔吐を繰り返すうちに吐物に血液が混じっていたため救急要請した。
　救急隊到着時観察所見：意識JCS 10。呼吸数24/分。脈拍112/分、整。血圧120/80mmHg。既往歴なし。
　この傷病者の病態について正しいのはどれか。1つ選べ。
1．粘膜下層の裂創で生じる。
2．予後は不良なことが多い。
3．病変は胃幽門部に好発する。
4．胃酸が攻撃因子となって生じる。
5．ヘリコバクター・ピロリ菌が関与する。

　飲酒後の嘔吐を数回繰り返した後に吐血を認めるのは、マロリー・ワイス症候群の典型である。吐血の原因は食道胃接合部が粘膜下層まで裂けるためであるが、胸痛はほとんどないか、あっても軽い。内視鏡的止血術が可能な医療機関へ搬送するが、内科的治療のみで経過観察することも多い。特発性食道破裂（ブールハーフェ症候群）はバットで殴られたような激しい胸痛を伴い、緊急手術の適応となる。（テキスト第8版③ p. 110, ④ p. 55〜56）　**1**

23　30歳の男性。突然の黒色便を認め救急要請した。

救急隊到着時観察所見：意識清明。呼吸数28/分。脈拍96/分、整。血圧100/72mmHg。SpO_2値98％。上腹部に自発痛と軽度の圧痛とを認める。黒色便は泥状である。腰痛のため1週前から鎮痛薬を内服している。

この傷病者で最も疑われる疾患はどれか。1つ選べ。

1．胆嚢炎
2．イレウス
3．急性腹膜炎
4．食道静脈瘤破裂
5．胃・十二指腸潰瘍

[解答・解説]
　黒色便の原因として、鎮痛薬（NSAIDs）による胃・十二指腸潰瘍がもっとも考えやすい。胃・十二指腸潰瘍の随伴症状である上腹部痛や上腹部不快感、悪心の有無を問診で確認する。典型例では、胃潰瘍なら食後痛、十二指腸潰瘍なら空腹時痛・夜間痛となる。
　傷病者の循環動態は良好であり、循環血液量減少性ショックや腹膜炎の徴候は認めない。（テキスト第8版③ p.115, ④ p.56）

5

24　35歳の男性。昇任試験中に突然呼吸困難を訴え、その後、手足のしびれ感が出現した。意識もボーッとしてきたので、試験官が救急要請した。

救急隊到着時観察所見：意識JCS 1。呼吸数36/分。脈拍110/分、整。血圧102/62mmHg。体温36.8℃。

この傷病者にみられる症候はどれか。1つ選べ。

1．喘鳴
2．呼気延長
3．空気飢餓感
4．呼吸音減弱
5．SpO_2値の低下

　昇任試験のストレスから、典型的な過換気症候群を呈している。過換気によって低二酸化炭素血症から呼吸性アルカローシスとなるので、低カルシウム血症から四肢末端や口唇周囲のしびれ、テタニー、めまい、一過性意識消失などを生じる。救急隊および救急救命士は愛護的に接して傷病者の不安が軽減されるよう配慮する。ペーパーバッグ呼吸法は頻回な再呼吸から低酸素血症を招くおそれがあるため最近は行われない。一方、酸素吸入は行ってかまわない。少量でも酸素を吸入しているという心理的安心感から、呼吸困難感や空気飢餓感が改善することも多い。なお、典型的な過換気症候群であっても、頻呼吸を呈する疾患（とくに呼吸器系疾患）の有無は一通り確認したほうがよい。（テキスト第8版④ p.29〜30）

3

25 60歳の男性。着替えている時に意識を失い、家族が救急要請した。

救急隊到着時観察所見：意識 JCS 3。呼吸数42/分。頸動脈を触知するが、血圧は測定不能である。高流量酸素を投与し心電図モニターを装着した。心電図波形（別冊 No. 5）を別に示す。

適切な対応はどれか。1つ選べ。
1．気道確保
2．補助換気
3．胸骨圧迫
4．静脈路確保
5．除細動パッド装着

別　冊
No. 5
心電図波形

[解答・解説]
　設問の傷病者は突然意識を失った。橈骨動脈では脈拍を触知できないが、頸動脈で脈拍を触知するので、傷病者の収縮期血圧は80〜60mmHgと低い。心電図所見は心拍数200〜240回/分の心室頻拍（有脈性心室頻拍）である。
　傷病者は心肺停止の状態ではないので除細動を含む特定行為の適応はない。しかし有脈性心室頻拍がこのまま継続すれば心不全が増悪して無脈性心室頻拍から心室細動へ移行するので、AEDの電極パッドを装着して除細動に備える。（テキスト第8版 ③p. 68，③p. 180，③p. 182　図20-4）

5

26 48歳の女性。倒れているところを家族が発見し、救急要請した。

救急隊到着時観察所見：意識 JCS10。呼吸数22/分。脈拍84/分、整。血圧120/74mmHg。SpO_2値96％。四肢の麻痺はみられない。腹部の所見の写真（別冊 No.6）を別に示す。

この傷病者の病態で**認められない**のはどれか。1つ選べ。

1. 浮 腫
2. しぶり腹
3. 手掌紅斑
4. 眼球結膜黄染
5. 羽ばたき振戦

別 冊
No.6 写 真

[解答・解説]

午後D第26問については、採点対象から除外する扱いがとられた。（理由：医学雑誌に掲載された画像を視覚素材として取り扱ったことが不適切であると判断したため）

倒れているところを発見された40代の女性で、JCS2桁の意識障害を認める。提示された写真は腹壁静脈の明らかな怒張を示している。腹部膨満と黄疸があるようにもみえなくはない。腹壁静脈の怒張は、門脈圧の上昇で生じることが多い。門脈圧の上昇の原因の多くは肝硬変である。肝硬変で認められるその他の徴候には、浮腫、手掌紅斑、眼球結膜や皮膚の黄疸、羽ばたき振戦、クモ状血管腫、女性化乳房、肝性昏睡などがある。しぶり腹は、排便がないにもかかわらず便意を頻回にもよおす状態であり、潰瘍性大腸炎や赤痢などで生じる。

なお、腹壁静脈の怒張は下大静脈の閉塞によっても生じる。門脈圧亢進によってみられる臍を中心に放射状に静脈が怒張する「メズサの頭」とは異なり、下腹部から上腹部に向かう怒張した静脈が特徴である（テキスト第8版② p.75）。設問で示された写真はむしろ下大静脈の閉塞によって生じる腹壁静脈の怒張の特徴に近く、戸惑った受験生もいたのではないか。（テキスト第8版④ p.61）

解答不能（2）

27 70歳の男性。2日前から嘔吐と発熱とが出現、次第に腹痛が増強してきたため、家族が救急要請した。

救急隊到着時観察所見：意識JCS20。呼吸数30/分。脈拍120/分、整。血圧100/50mmHg。体温39.0℃。SpO₂値94％。皮膚は湿潤し、冷や汗をかいている。腹部は膨満し、吐物は便臭がする。大腸癌手術の既往がある。

適切な搬送体位はどれか。1つ選べ。

1．仰臥位
2．起坐位
3．側臥位
4．下肢挙上
5．ファウラー位

[解答・解説]
　開腹手術既往のある傷病者に、嘔吐、腹痛、腹部膨満を認める。この場合、イレウス（腸閉塞）を考える。イレウスの多くは開腹手術によって生じた腹腔内の癒着などで腸の動きが制限され、腸がねじれ、閉塞することで生じる。閉塞により腸管内容物が流れずうっ滞し、腸管は拡張し、腹部は膨満する。胃内にも溜まり、嘔気・嘔吐が出現する。吐物には便臭を認めることもある。腸管のねじれや、腸管の著しい拡張などにより腹痛が出現する。本来、胃液や腸液は、回腸あたりで吸収されるが、それより口側で閉塞すると、消化液などが腸管内に大量に貯留したまま吸収されず脱水に陥る。脱水が進めば、ショックとなり、頻脈、低血圧、皮膚の湿潤、冷汗などのショック症状が出現する。
　意識レベルがJCS2桁まで低下しており、嘔吐による誤嚥の危険を考えると側臥位での搬送がよいであろう。ショックに対する対応として、仰臥位や下肢挙上も悪くはないが、側臥位がよりよいであろう。意識レベルからすると起坐位の確保は困難であろう。側臥位などで呼吸困難がより悪化すれば、ファウラー位も選択肢となり得る。(テキスト第8版④ p.58)

3

28 64歳の男性。2日前から左足の発赤と痛みとを自覚していた。昨日より発熱して歩行できなくなり、本日、呼吸困難が出現してきたため、救急要請した。

救急隊到着時観察所見：意識清明。呼吸数24/分。脈拍数100/分、整。血圧120/62mmHg。体温38.4℃。SpO$_2$値94%。左足に浸出液を認める。左足の所見の写真（別冊 No.7）を別に示す。

この傷病者で重症と判断する観察所見はどれか。**2つ選べ**。
1．握雪感
2．知覚過敏
3．腱反射亢進
4．局所の熱感
5．浸出液の悪臭

別　冊
No.7　写　真

[解答・解説]
下肢に発赤、痛み、浸出液を認め、発熱、頻脈、呼吸困難を生じている。足部は腫脹し紫色に変色している（別冊 No.7写真）。このような場合、下肢の皮膚軟部組織感染症を疑う。そのなかで、局所の握雪感、浸出液の悪臭などを認めればガス壊疽など重篤なものを考える。ガス産生菌の産出したガスが皮下に貯留し、これを握雪感として触れる。悪臭の原因にもなる。
ガス壊疽では、周辺の神経にまで感染、炎症が波及することで、知覚鈍麻、腱反射低下を生じることがある。局所の熱感は、軽症の皮膚軟部組織感染症でも認める。
1、5

29 午後1時30分頃、団体の会合で腹痛を訴えている人が多数出ていると救急要請があった。

救急隊到着時観察所見：約50人が悪心、嘔吐、腹痛および下痢を呈していた。全員、会合で出された幕の内弁当を12時頃食べたということであった。

食中毒の原因として最も考えられる菌はどれか。1つ選べ。
1．赤痢菌
2．サルモネラ
3．黄色ブドウ球菌
4．カンピロバクター
5．腸管出血性大腸菌

同じ幕の内弁当を食べた多数の人が、摂取後1時間半程度で嘔吐、腹痛、下痢を訴えている。この場合、食中毒をまず疑う。食中毒をきたす原因菌は、「毒素型」と「感染型」に大きく分けられる。毒素型は一般に潜伏期間が短い。黄色ブドウ球菌は、毒素型であり、菌の産出したエンテロトキシンを摂取することで症状が出現する。潜伏期間は30分〜6時間程度である。
他の選択肢は、いずれも感染型の原因菌である。赤痢菌の潜伏期間は1〜3日程度、サルモネラ菌は10〜72時間程度、カンピロバクターは2〜5日程度、腸管出血性大腸菌は2〜9日程度である。（テキスト第8版④ p.113）
3

30 6歳の男児。3、4日前から右耳介下部の腫脹が出現し、左耳介下部の腫脹も認めたが、軽快傾向にあった。本日38℃台の発熱、頭痛、および嘔吐をしたため救急要請した。

救急隊到着時観察所見：意識清明。呼吸数26/分。脈拍112/分、整。血圧120/86mmHg。体温38.8℃。SpO_2値98％。

この傷病者で観察される所見はどれか。1つ選べ。

1．苺　舌
2．耳　漏
3．項部硬直
4．有痛性発疹
5．眼球結膜充血

[解答・解説]
　耳介下部の腫脹を認めた小児に、数日後、発熱、頭痛、嘔吐が生じている。ムンプスウイルスによる流行性耳下腺炎（一般でいう、おたふくかぜ）後の、無菌性（ウイルス性）髄膜炎を疑う。流行性耳下腺炎は、片側あるいは両側の耳下腺の腫脹を特徴とするウイルス感染症であり、通常1～2週間で軽快する。もっとも多い合併症は髄膜炎であり、耳下腺炎の罹患後3～5日が経過し耳下腺の腫脹が消退し始める頃に、髄膜炎を発症する。髄膜炎の症状としては発熱、頭痛、嘔吐の3徴がよく知られる。身体所見として項部硬直を認めることが多い。
　苺舌は、川崎病や溶連菌感染症の特徴的な所見である。耳漏は、一般に外耳孔からの膿などの排液をいう。中耳炎に伴う膿の耳漏や中頭蓋底骨折による髄液の耳漏などがある。有痛性発疹は、癤、癰などでみられる。眼球結膜充血は風疹などで認める。（テキスト第8版④ p. 134）

3

31 2歳の男児。17時頃、38.5℃の発熱とともに全身に間代性痙攣が出現したが3分間で痙攣は停止した。22時頃、再び、同様の痙攣が出現したため、救急要請した。

救急隊到着時観察所見：呼吸数36/分。脈拍120/分、整。上腕動脈の脈拍触知良好。体温39.0℃。SpO$_2$値99％。痙攣は5分で停止し、男児は大声で泣き、手足を動かしていた。

この傷病者の病態で重症度が高いと判断する根拠はどれか。1つ選べ。

1．体　温
2．年　齢
3．痙攣の反復
4．痙攣持続時間
5．痙攣の発症形態

[解答・解説]
1～5歳で、38℃以上の熱とともに全身性の痙攣を生じた場合、まずは単純型熱性痙攣を疑う。強直性・間代性痙攣であり、左右差はなく、5分以内に自然消失し、痙攣後に四肢麻痺などを認めないのが特徴である。1歳未満、5歳以上、38℃未満の発熱で痙攣が生じた場合、15分以上の痙攣の継続、24時間以内に2回以上の痙攣の反復、左右差や部分的な痙攣を認めた場合には、複雑型熱性痙攣となり重症度が高い。設問の場合、痙攣の反復（24時間以内に2回以上）が複雑型熱性痙攣であることを示唆している。

体温、年齢、痙攣持続時間、痙攣の発症形態は、いずれも単純型熱性痙攣の特徴である。（テキスト第8版④ p.133）　**3**

32 34歳の女性。妊娠38週、自宅で陣痛が急に強くなり、救急要請した。
　救急隊到着時、写真（別冊 No. 8）のような状態であった。次に行うべき処置はどれか。1つ選べ。
1．肛門保護
2．会陰保護
3．肩甲の娩出
4．軀幹の娩出
5．胎盤の娩出

別　冊
No. 8　写　真

[解答・解説]
　適切な分娩介助について問う設問である。救急隊到着時、児頭が確認でき（別冊 No. 8写真）、発露の後、児頭が完全に娩出しつつある頃であろう（顔まで完全に出ると児頭は右または左を向くように回転することが多い）。この次に、恥骨側の肩甲の娩出、対側の肩甲の娩出、軀幹の娩出へと続く。その後、児の気道確保・呼吸促進を行い、臍帯の切断、胎盤の娩出へと進む。
　会陰の保護は、排臨から両側の肩甲が娩出されるまで維持するのがよいとされる。そうであれば、児頭が完全に娩出しつつある頃に到着した救急救命士は、まずは会陰保護を行い、そのうえで、肩甲の娩出を行うのがよりよいとも考えられる。その点から、正答肢は2でもよいのではないか。
　肛門保護は、娩出力の調整や、脱肛の予防などのために排臨時に行われるもので、肛門を綿花などで軽く圧迫する手技などをいう。（テキスト第8版④p. 168）
3（2も正答でよいのではないか？）

33 59歳の女性。精神科クリニックに通院している。昨夜から異常言動があり落ち着かず、食事を摂らなくなったため家族が救急要請した。

救急隊到着時観察所見：質問しても「大変なことをしてしまった」「私のせいで破産してしまった」とつぶやいている。

観察される症状（妄想）はどれか。1つ選べ。

1．誇大妄想
2．罪業妄想
3．心気妄想
4．追跡妄想
5．被害妄想

[解答・解説]
　誤った考えや意味づけに異常な確信をもち、訂正できないものを妄想という。自分の健康状態、経済状態、倫理感、能力などを過小に評価してそのことを確信するものを「微小妄想」とよぶ。そのうち、些細な失敗であるにもかかわらず自分が大変な罪を犯したと確信するものを「罪業妄想」という。「大変なことをしてしまった」「私のせいで破産してしまった」などは典型的な罪業妄想を疑わせる。
　「誇大妄想」は、自分に特別な能力や才能があると過大に評価するもので、微小妄想の逆である。「心気妄想」は微小妄想に含まれ、自分が重病になったと確信するものである。「被害妄想」は、他人が自分に危害を加えると確信するものであり、そのなかには、自分が迫害されたと確信する「迫害妄想」、追跡されていると確信する「追跡妄想」などが含まれる。（テキスト第8版④p.174）

2

34　20歳の男性。乗用車を運転中に電柱に激突した。
　救急隊到着時観察所見：意識JCS 1。呼吸数28/分。脈拍134/分、不整。血圧60mmHg（触診）。SpO$_2$値測定できず。下顎部と右肩部の擦過傷のみで、頭部、胸部、四肢に変形は認めず、外出血も無い。車室内の損傷は軽微で、エアバッグは正常に作動していたが、シートベルトは未装着であった。
　この傷病者の病態を説明できる損傷はどれか。1つ選べ。
1．心損傷
2．頸髄損傷
3．小腸破裂
4．股関節脱臼
5．脛骨腓骨骨折

[解答・解説]
　エアバッグは、シートベルトでは防げなかった損傷を保護するためのものである。シートベルトに代わり得るものではなく、シートベルトとの併用が必須である。シートベルトを装着しないでエアバッグが作動した場合は、膨張するバッグの衝撃で胸腹部に致命的な損傷を生じる場合がある。設問の想定では、車室内の変形は軽微であることを考えると、事故の衝撃よりもエアバッグの作動に伴うエネルギーのほうが損傷に大きくかかわったのであろう。
　選択肢の中で、救急隊が到着した時点で、頻脈、不整脈、血圧低下を認めるものは心損傷のみである。エアバッグによる外傷では頸髄損傷も生じ得るが、頸髄損傷であれば頻脈ではなく徐脈を呈する。受傷機転からは、小腸破裂、股関節脱臼、脛骨腓骨骨折も起こり得るが、いずれも受傷直後からショックとなるほど大量に出血することはまれである。小腸の腸間膜損傷であれば、大量の腹腔内出血をきたし、ショックを起こし得る。（テキスト第8版⑤p.19）

1

35 75歳の女性。横断歩道を渡っていたところを左折してきた乗用車と接触して転倒した。その際に乗用車のタイヤが両下肢に乗り上げた。

救急隊到着時観察所見：意識JCS 1。呼吸数30/分。脈拍116/分、整。血圧82/50mmHg。左下肢の開放創から骨が突出し、活動性出血を認める。病院到着後の下肢の写真（別冊No. 9）を別に示す。

この傷病者に対する現場活動で**適切でない**のはどれか。1つ選べ。

1．背面観察
2．全脊柱固定
3．骨折端の還納
4．足背動脈拍動確認
5．ターニケット装着による止血

別　冊
No. 9　写　真

[解答・解説]
乗用車と接触し転倒して両下腿を轢下され、ショック（頻脈、血圧の低下）となっている。左下腿は膝部あたりを轢断されているようにみえる（別冊No. 9 写真）。同部から活動性の出血が続いている。

現場での見えない部分についての損傷の確認は重要であり、背部の観察もできるだけ行う。乗用車と接触しており、脊椎、脊髄の損傷の可能性があり、全脊柱固定が望ましい。膝部周辺が高度に損傷しており、損傷部より末梢の血流が保たれているかどうかの確認は重要で、足背動脈の拍動を確認する。活動性出血が続き圧迫止血で対応できなければターニケット装着による止血も必要となろう。左下肢の開放創から骨が突出していても現場で骨折端を還納するのは望ましくない。還納する際に、骨折端が周囲の組織を傷つけたり、内部に汚染が広がったりすることを避けるためである。（テキスト第8版⑤p. 37）

3

36 60歳の男性。動物園で飼育員がクマに顔面を引っ掻かれ受傷し、救急要請された。

救急隊到着時観察所見：意識清明。呼吸数24/分。脈拍96/分、整。血圧142/80mmHg。SpO₂値92％。顔面の創部および鼻からの出血が口腔内に持続的に垂れ込んでいる。鼻部からの血液は固まりにくく、ガーゼに付着した血液の一部は赤色が薄かった。顔面の写真（別冊 No. 10）を別に示す。

現場での処置で適切なのはどれか。**2つ選べ**。

1. 頸椎固定を行う。
2. 側臥位で搬送する。
3. 頭側を30度程度挙上する。
4. 鼻腔内にガーゼを挿入する。
5. 経鼻エアウエイを挿入する。

別　冊
No. 10　写　真

[解答・解説]

クマの爪牙による顔面外傷の傷病者である。SpO₂は低下し、顔面からの出血が口腔内に垂れ込んでいる。前額部から下顎までの顔面全面に幾筋もの深い損傷を認める（別冊 No. 10写真）。鼻部からの血液は固まりにくく、赤色が薄いことから、髄液が混入していると考えられる。頭蓋骨円蓋部や頭蓋底の損傷部より髄液が漏れているのであろう。

顔面の高度の損傷からすると頸椎の損傷をきたしている可能性も否定できず、頸椎固定は必要である。口腔内への垂れ込みが多く、側臥位で管理するのもやむを得ない。

意識がはっきりしており仰臥位や軽度の頭部挙上もよいと考えられるが、30度では高すぎるか。鼻腔内へのガーゼの挿入は不適切とされる。頭蓋底骨折の疑いがある場合、頭蓋底の骨折部を通じてエアウエイの先が頭蓋内に迷入する可能性があるため、経鼻エアウエイは挿入してはならない。　　　　　**1、2**

37 78歳の男性。自宅で転倒し、前額部を打撲した。起き上がれないとのことで家族が救急要請した。

　救急隊到着時観察所見：意識清明。呼吸数20/分。脈拍70/分、整。血圧130/80mmHg。SpO_2値96％。両上肢がしびれて動かしにくいと訴えているが、下肢に関しては訴えはない。

　考えられるのはどれか。1つ選べ。

1．脳挫傷
2．神経根損傷
3．脊髄半側損傷
4．中心性脊髄損傷
5．急性硬膜下血腫

[解答・解説]
　転倒後に、両上肢の感覚障害と運動障害を訴えている。下肢の障害はなさそうである。このような状態の傷病者では、中心性脊髄損傷を疑う。中心性脊髄損傷は、後縦靱帯骨化症などによる頸部の脊柱管狭窄をもつ高齢者が、頸部を伸展させる外力を受けて生じることが多い。転倒程度の比較的軽い損傷で起こり得る。下肢より上肢の強い麻痺が特徴的である。
　脳挫傷や急性硬膜下血腫であれば、通常、意識は清明ではない。神経根損傷では単麻痺を生じる。脊髄半側損傷（ブラウン・セカール症候群）は、脊髄の半側が障害されたもので、損傷側の深部知覚の低下と運動麻痺、対側の温痛覚の消失という特徴的な症候が生じる。両上肢の麻痺は生じない。（テキスト第8版⑤p.61）

4

38 53歳の男性。乗用車運転中、電柱に激突し受傷した。シートベルト着用あり。エアバッグ未装備車であった。

　救急隊到着時観察所見：意識清明。呼吸数24/分。脈拍110/分、整。血圧130/80mmHg。前胸部と下腹部とにシートベルト痕がある。上腹部に圧痛を認めるが、筋性防御や反跳痛は認めない。

　この所見から損傷の可能性が高い管腔臓器はどれか。1つ選べ。

1．胃
2．十二指腸
3．回腸
4．横行結腸
5．S状結腸

　乗用車運転中の衝突事故で負傷した傷病者である。前胸部と下腹部にシートベルト痕を認める。上腹部に圧痛を認めるものの、筋性防御や反跳痛などの腹膜刺激症状を認めない。頻脈を認めるものの血圧の低下はなく、呼吸数も安定している。設問の選択肢の中では、十二指腸損傷がもっとも可能性が高い。胃、回腸、横行結腸、S状結腸はいずれも腹腔内臓器であり、穿孔すると腸管内容物が腹腔内に漏出し、腹膜炎をきたし腹膜刺激症状を生じる。一方、十二指腸は後腹膜臓器であり、穿孔しても腸管内容物は周囲の後腹膜腔の脂肪組織内にとどまるため腹膜刺激症状は生じないか、あってもわずかである。（テキスト第8版⑤p.74）

2

39 33歳の男性。プラスチック切断作業中、誤って丸鋸で左手を切ったため同僚が救急要請した。

救急隊到着時観察所見：意識清明。呼吸数30/分。脈拍90/分、整。血圧130/76mmHg。体温37.3℃。損傷指断端から少量の出血を認めた。損傷部の写真（別冊 No. 11）を別に示す。

救急隊の対応で適切なのはどれか。1つ選べ。

1. 損傷指の根元を輪ゴムで縛る。
2. 左上腕にターニケットを装着する。
3. 損傷指断端を滅菌ガーゼで被覆する。
4. 切断された指を乳酸リンゲル液に浸す。
5. 切断された指をアルコール綿で消毒する。

別　冊
No. 11 写　真

[解答・解説]
　指趾の切断時の適切な対応が問われている。写真（別冊 No.11写真）は、左手の中指、環指、小指の切断を示している。切断した中枢側は、直接圧迫止血などでまずは止血する。止血が確認できればガーゼなどで被覆する。切断された指趾は、乾燥したガーゼで包み、ビニール袋に密封して、袋ごと氷水に浸して保存する。

　出血が続いている場合、直接圧迫止血などで止血を試みるが、それでも止血できなければ指の根元や手首をターニケットなどで圧迫することも選択肢となる。この場合、輪ゴムで縛った程度では止血は難しいであろう。上腕での圧迫は中枢側すぎる。切断された指は乳酸リンゲル液に浸す必要はない。アルコール綿で消毒する必要もない。（テキスト第8版②p.154）

3

40 37歳の男性。クレーンの操作をしていたところ、クレーンが高圧電線に触れた。その直後、意識を消失しているところを発見された。左手第1指にⅢ度熱傷がみられる。受傷部位の写真（別冊 No. 12）を別に示す。

この熱傷の原因はどれか。1つ選べ。

1. 通　電
2. 火　焔
3. 蒸　気
4. 高温固体
5. アーク放電

別　冊
No. 12 写　真

　高圧電線に触れて意識消失と手指に熱傷を生じた傷病者の損傷原因が問われている。熱傷部は、手指の狭い範囲に限局しており白色で凝固壊死をきたしているようにみえる（別冊 No.12写真）。手指が電流の流入部で、中枢神経へも通電し意識消失を生じたのであろう。

　火焔、蒸気、高温固体、アーク放電ではもっと広い範囲で熱傷を生じるであろう。電線に触れた直後に意識消失をきたすこともない。（テキスト第8版⑤p.121）

1

41 20歳の女性。市販の解熱鎮痛薬を自殺目的で90錠服用し、その6時間後に自分で救急要請した。

救急隊到着時観察所見：意識清明。呼吸数14/分。脈拍84/分、整。血圧116/78mmHg。体温36.1℃。SpO₂値99％。服用した薬の空箱の図（別冊 No.13）を別に示す。

正しいのはどれか。**2つ選べ。**

1．肝障害を引き起こす。
2．胃洗浄が必要である。
3．血液透析が必要である。
4．有効な解毒薬が存在する。
5．毒性は24時間以内に最大となる。

別　冊
No.13　図

[解答・解説]
自殺目的でアセトアミノフェンが含まれた解熱鎮痛薬を内服している。アセトアミノフェンは、市販の総合感冒薬などにも含まれているが、多量に服用すると数日で肝障害、肝不全を生じる。アセチルシステインという有効な解毒薬があり、アセトアミノフェンを服毒後24時間以内に使用すれば肝障害、肝不全を未然に防ぐことができる。
服用後6時間を経過して救急要請をしており、胃洗浄の適応はない。一般的に服用後1時間以内が胃洗浄の適応の目安とされている。腎不全などが生じなければ血液透析の必要はない。（テキスト第8版⑤ p.150）

1、4

42 20歳の女性。繁華街の路上で暴れだし、知人男性が救急要請した。

救急隊到着時観察所見：意識 JCS 3、興奮状態。瞳孔散大。呼吸数30/分。脈拍144/分、不整。血圧200/102mmHg。体温39.2℃。路上には女性の所持品が散乱しており、内容不明の入浴剤の空包が認められた。

搬送中に注意すべき病態はどれか。**2つ選べ。**

1．痙攣
2．心室細動
3．上気道閉塞
4．呼吸筋麻痺
5．完全房室ブロック

興奮状態で、瞳孔は散大し、頻呼吸、頻脈、高血圧、高体温を呈し、正体不明の空包を認めれば、覚醒剤中毒を疑う。覚醒剤は、錯乱、幻覚、痙攣などの中枢神経系の興奮作用と、散瞳、発汗、頻脈、高血圧、高熱などの交感神経刺激作用を示す。心室細動などによって死亡する場合もあることが知られている。
上気道閉塞、呼吸筋麻痺、完全房室ブロックなどは、覚醒剤中毒の症状としては通常生じない。（テキスト第8版⑤ p.156）

1、2

43 36歳の男性。自殺目的で積雪の山中をさまよい、死に切れずに帰宅した。両足のしびれが強く、足趾と踵とに水疱形成がみられたため、救急要請した。

救急隊到着時観察所見：意識清明。呼吸数24/分。脈拍84/分、整。血圧120/62mmHg。体温36.0℃。足背の脈拍触知は良好であるが、足趾はチアノーゼを認め知覚が消失している。

適切な対応はどれか。1つ選べ。
1．患部を温める。
2．下肢を挙上する。
3．水疱を除去する。
4．圧迫包帯で固定する。
5．患部をマッサージする。

[解答・解説]
　積雪の山中をさまよい、両足のしびれ、足趾と踵の水疱形成、チアノーゼ、知覚の消失を認める。足部の凍傷をきたしている可能性が高い。搬送中は、浮腫の軽減の目的で凍傷部位を挙上するのがよい。
　医療機関到着まで、凍傷部位を温めない。医療機関において急速加温する。水疱を除去や、圧迫包帯で固定する必要はない。圧迫はできるだけ避ける。凍傷に対しては患部のマッサージも避ける。むしろ組織の損傷の危険が高まる。（テキスト第8版⑤ p.182）

2

MEMO

MEMO

37

午　　前

別　　冊

No. 1 図　　（A　問題13）

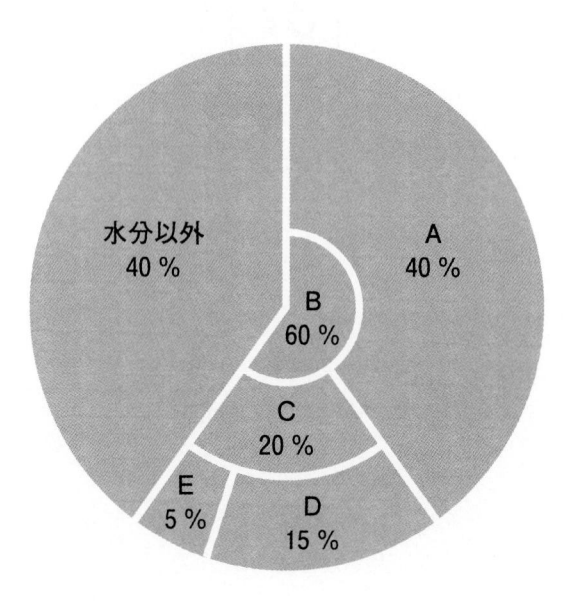

水分以外 40 %
A 40 %
B 60 %
C 20 %
D 15 %
E 5 %

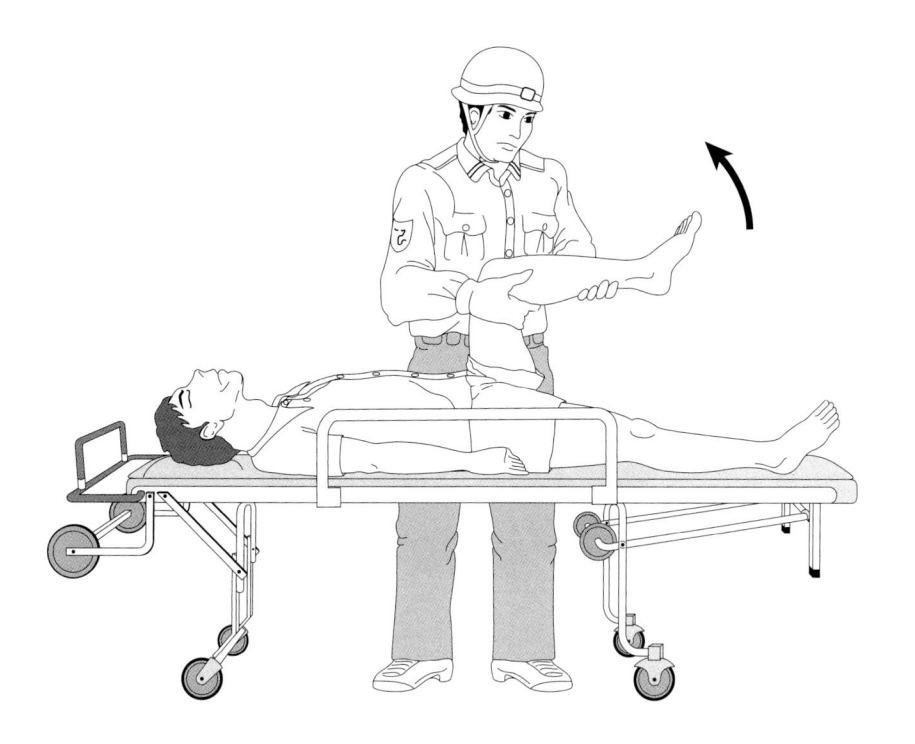

No. 2 図　　　　　　　（A　問題32）

No. 3 熱型 (A 問題52)

A

B

C

D

E

No. 4 図　　　（A　問題53）

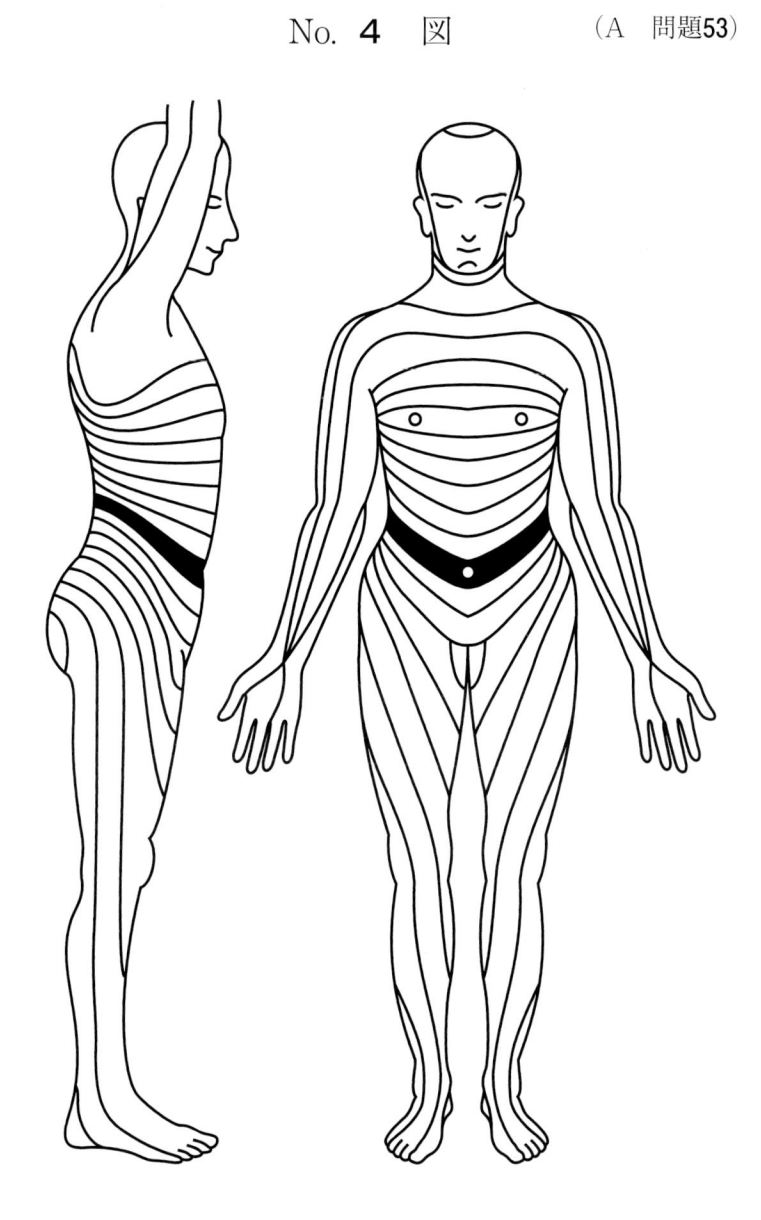

No. 5　除皮質硬直

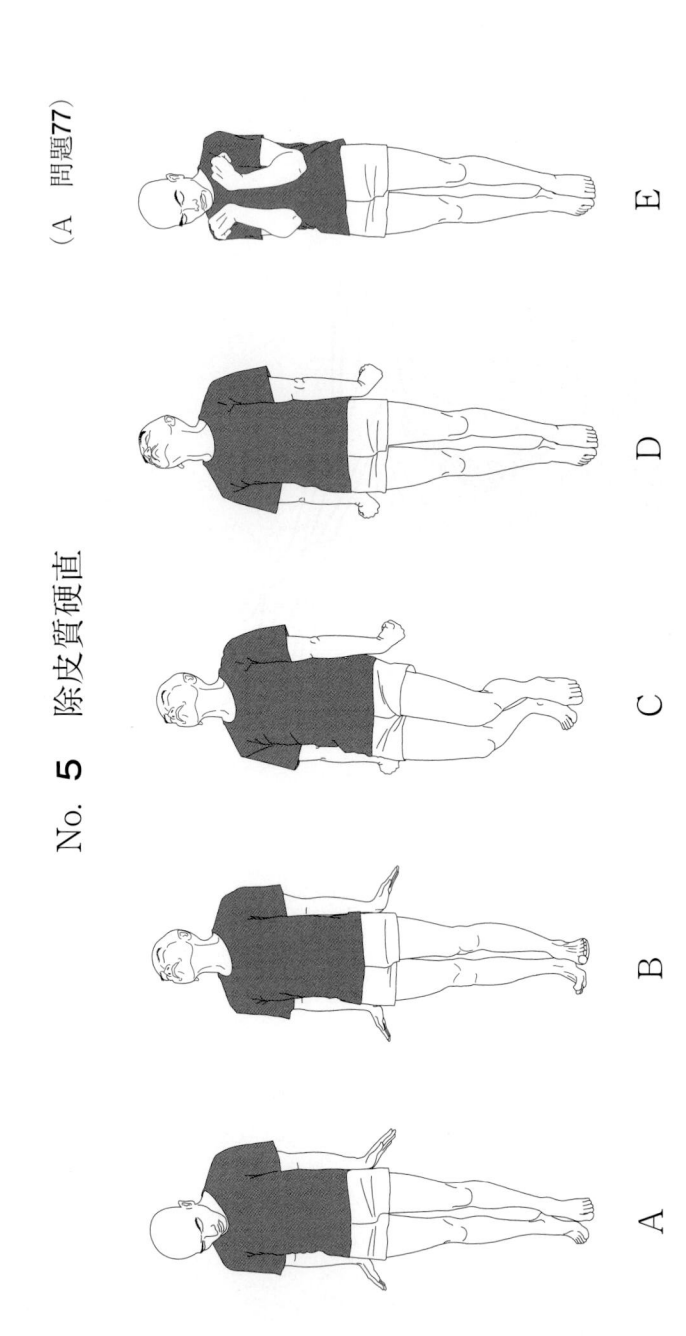

（A　問題77）

A　B　C　D　E

37

午　　後

別　　冊

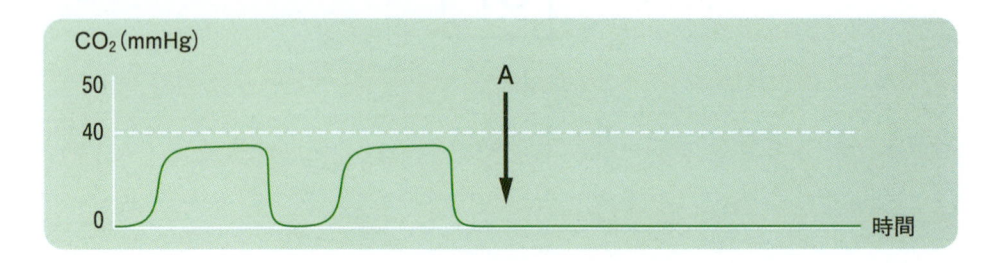

No. 1 図　　　　　　　　　　（D　問題5）

CO_2 (mmHg)
50
40
A
0
時間

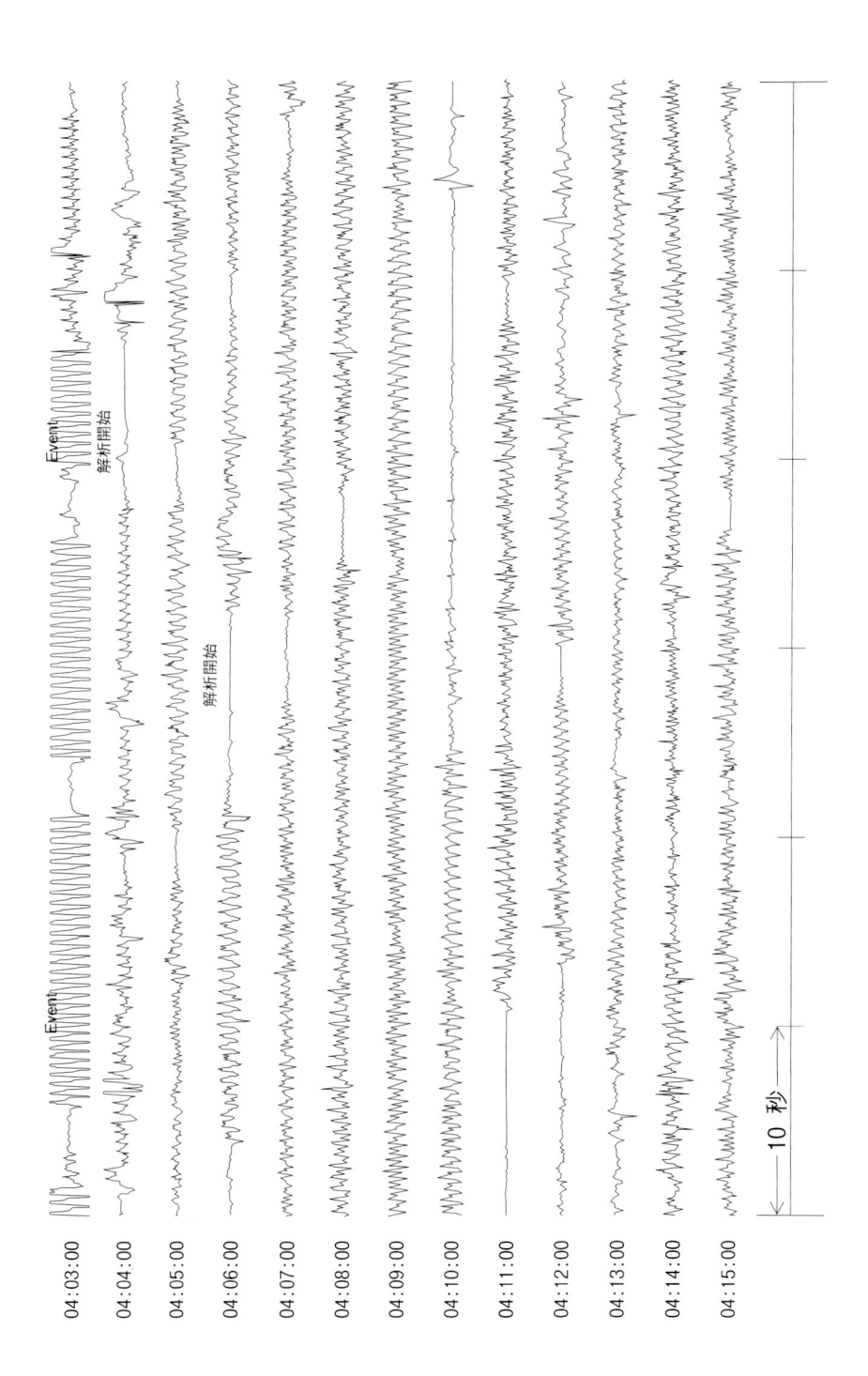

No. 2　除細動器の記録　　　　　　　　　　　　　　　　　　（D　問題15）

04:03:00　Event
04:04:00
04:05:00　解析開始
04:06:00
04:07:00
04:08:00　Event　解析開始
04:09:00
04:10:00
04:11:00
04:12:00
04:13:00
04:14:00
04:15:00

10 秒

No. 3 図 (D 問題16)

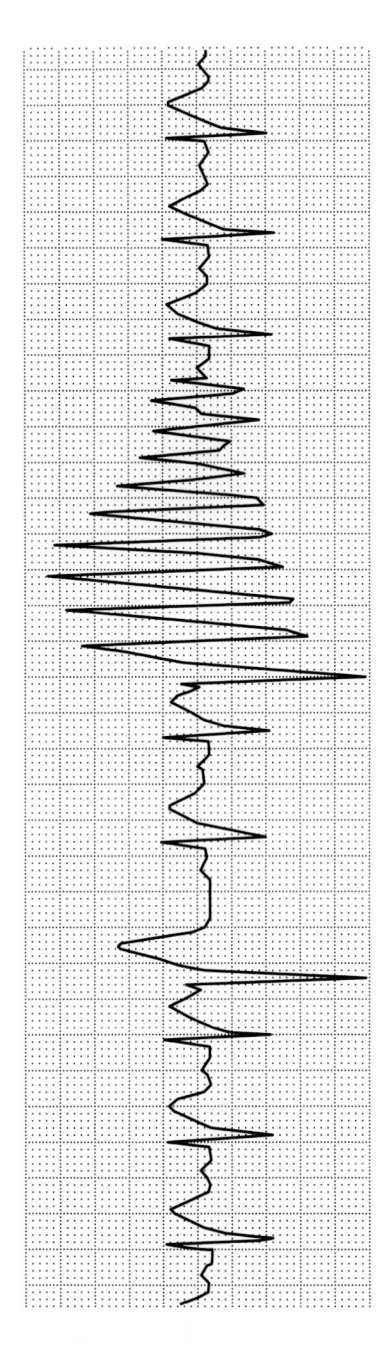

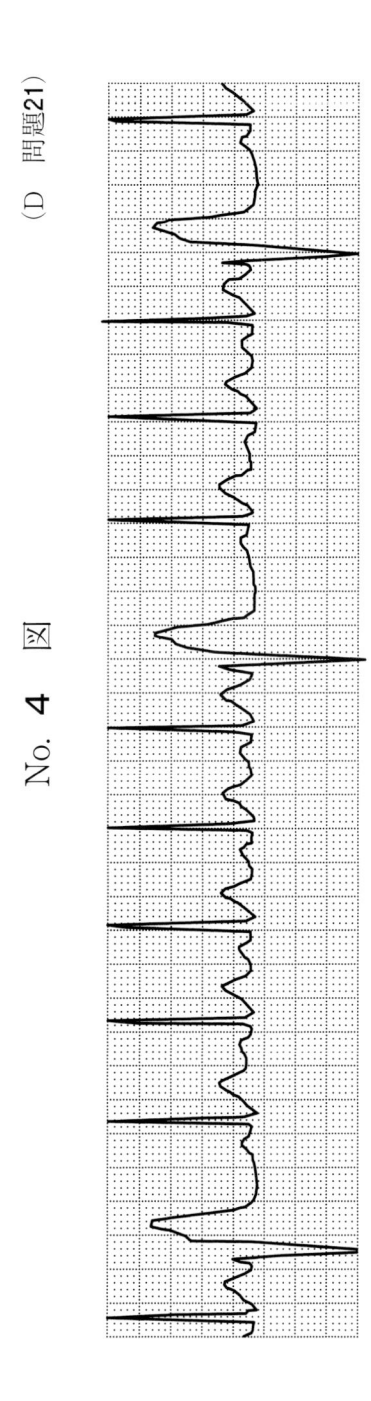

No. 4 図

(D 問題21)

No. 5 心電図波形　　　（D 問題25）

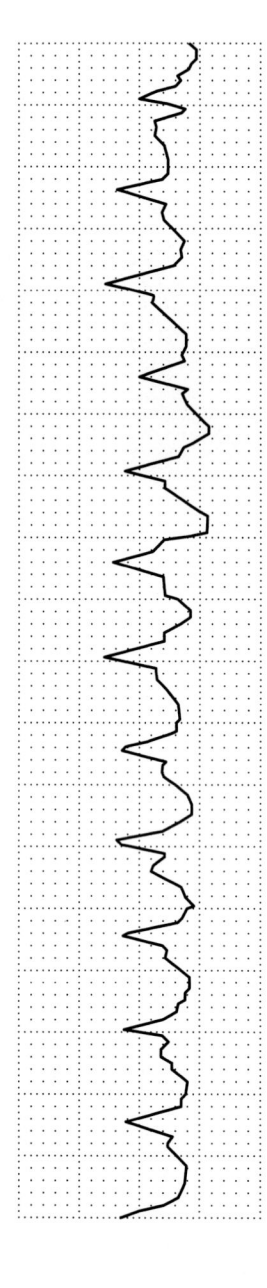

No. 6 写真　　（D 問題26）

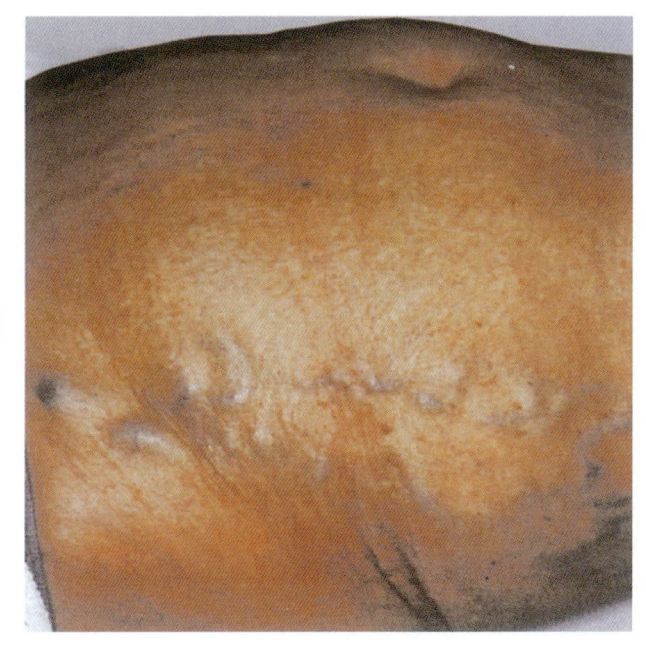

足側　　　　　　　　　　頭側

No. 7　写　真　　　（D　問題28）

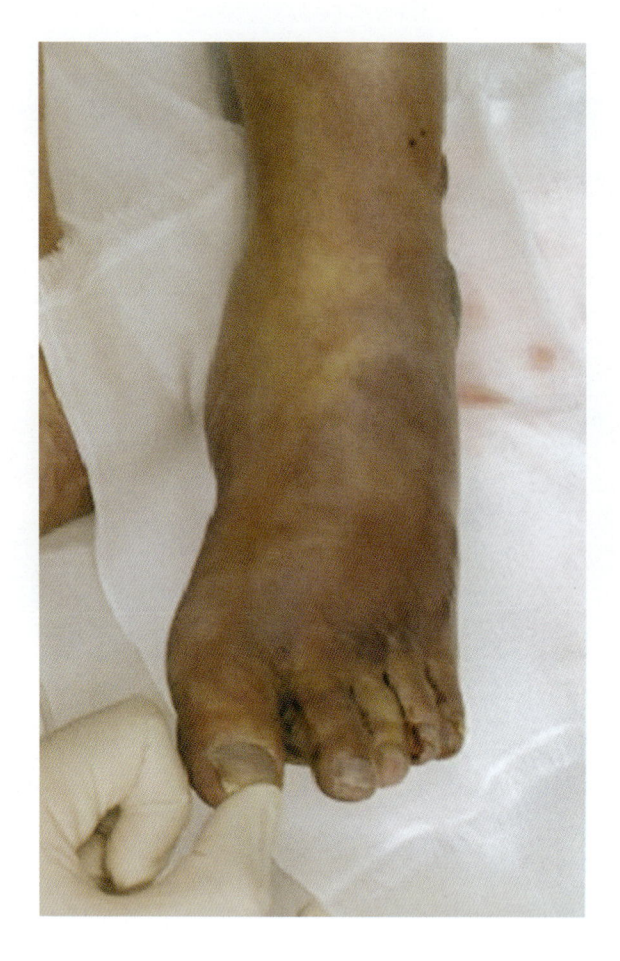

No. 8 写真　　（D 問題32）

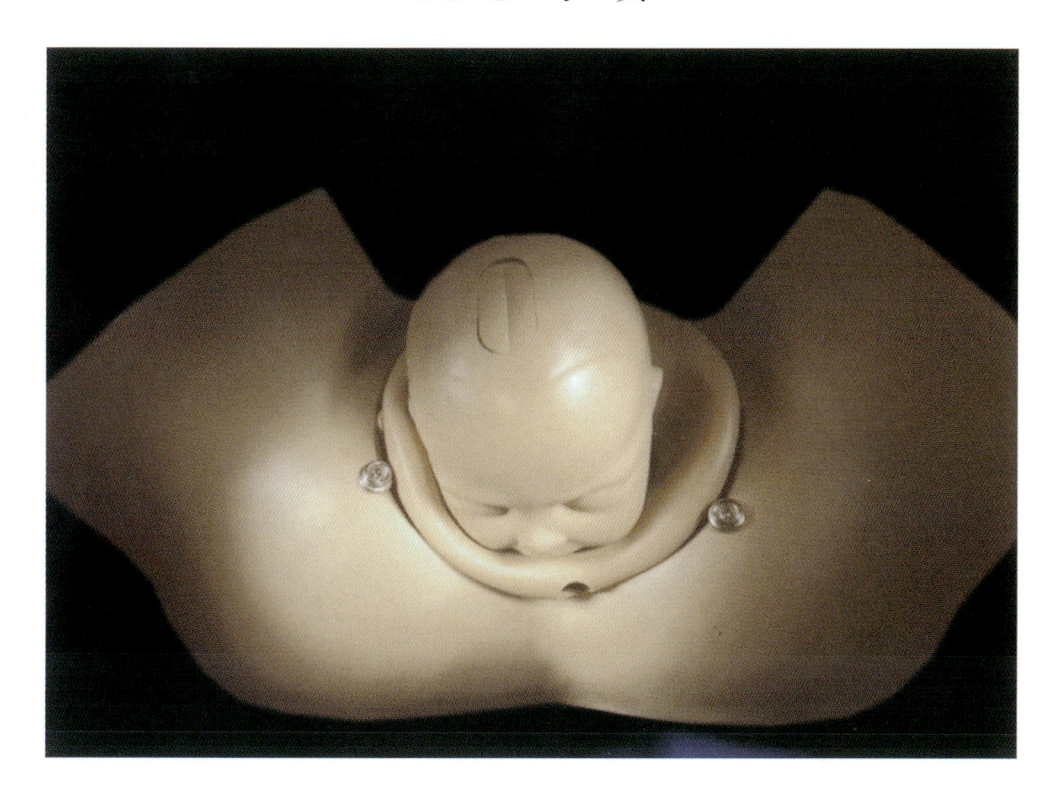

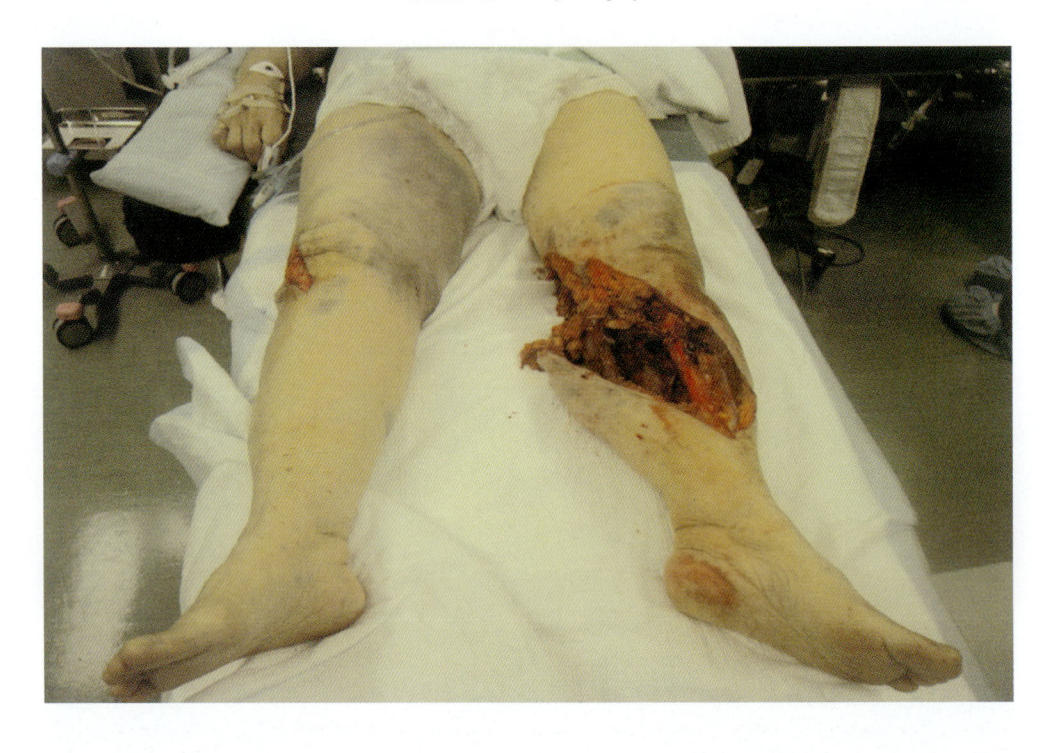

No. 9 写真　　　（D　問題35）

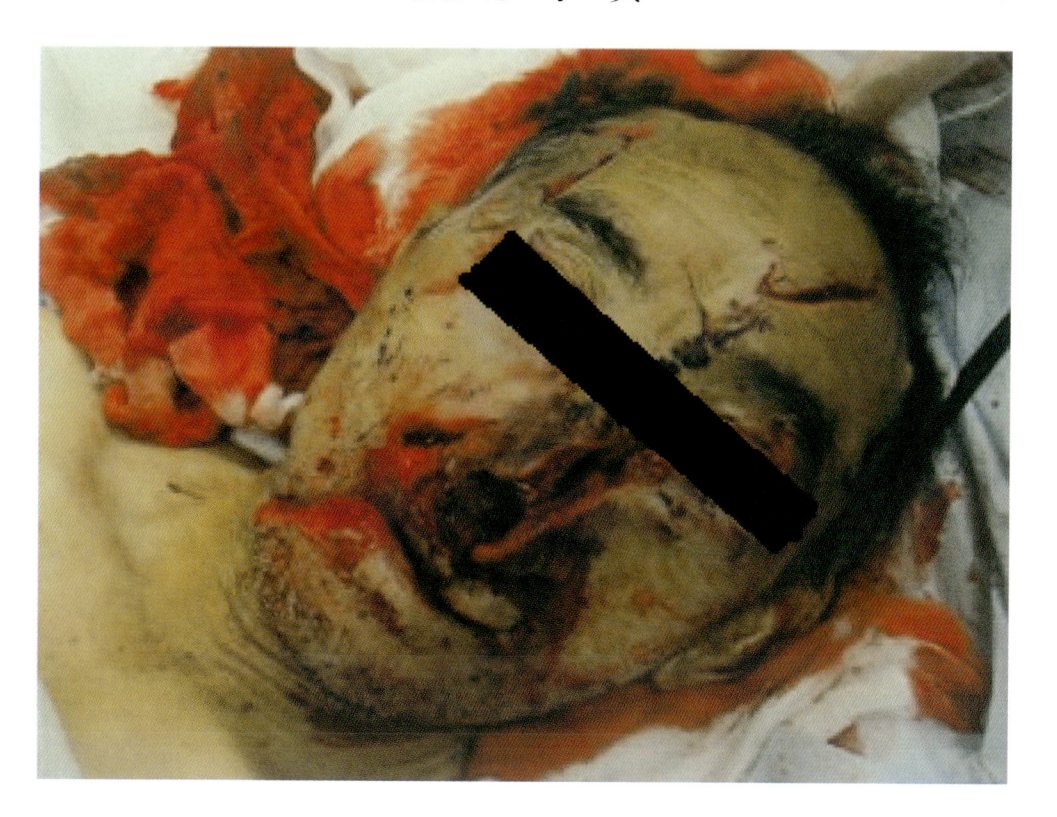

No. 10 写 真　　　　　　　（D 問題36）

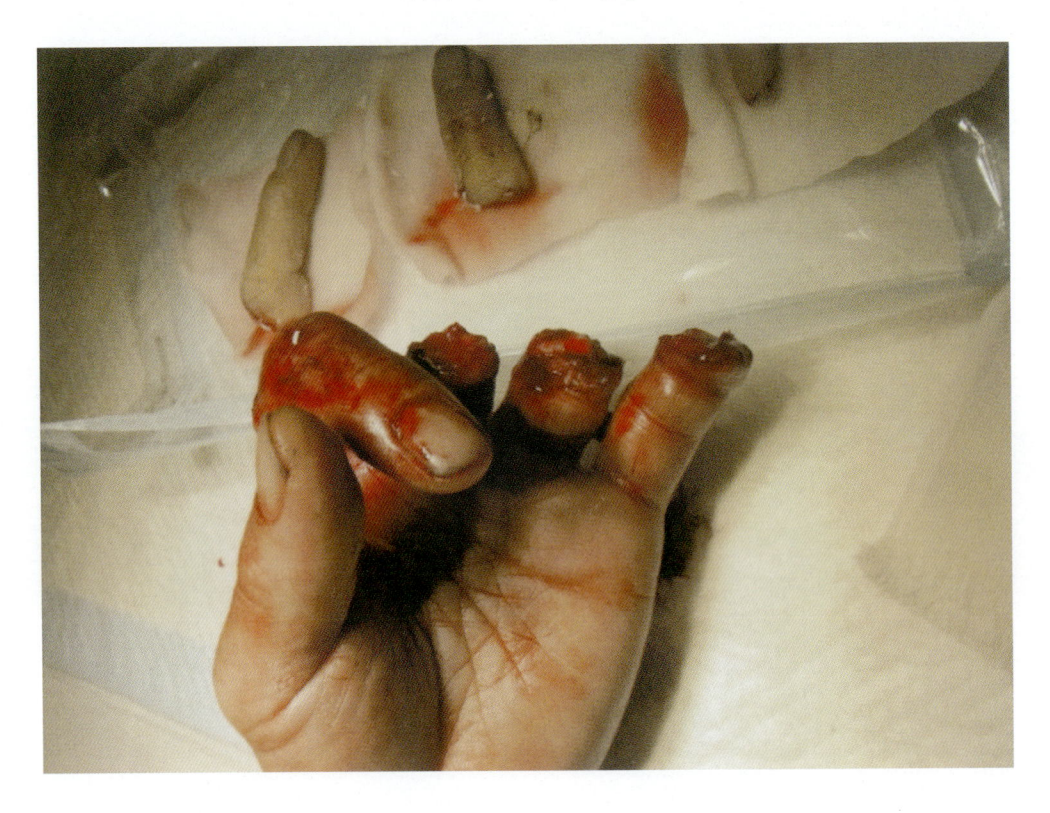

No. 11 写真　　　（D 問題39）

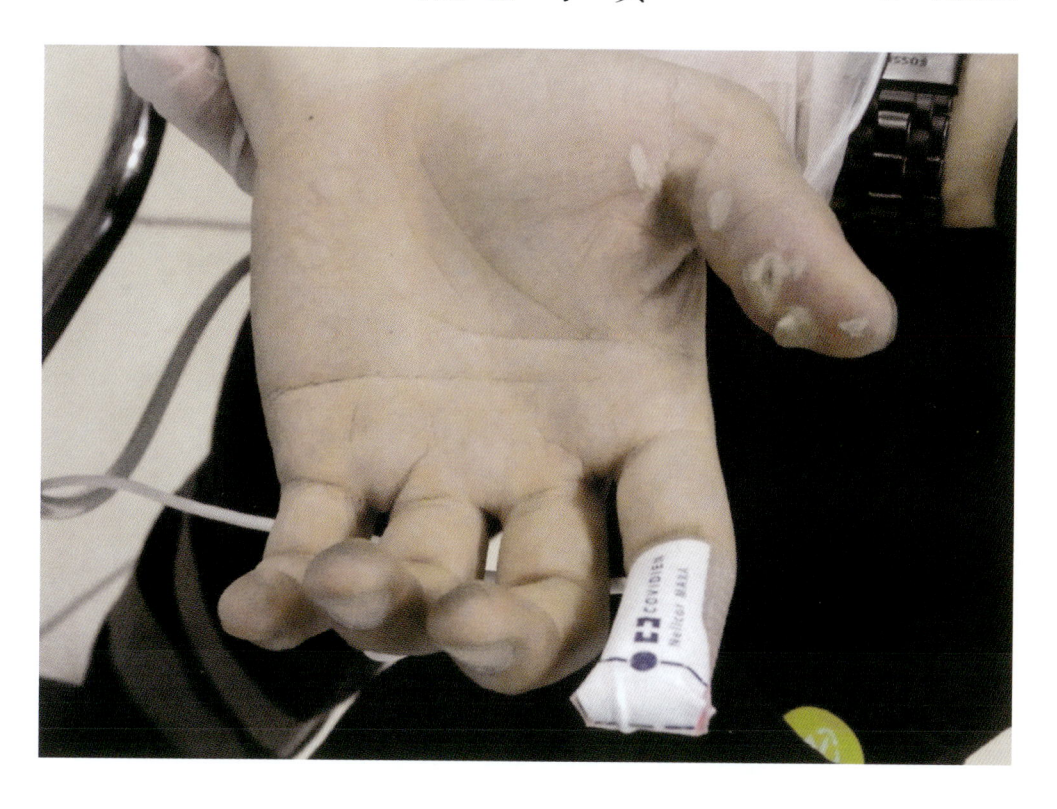

No. 12 写真　　　　（D 問題40）

No. 13 図　　　　　　　　　　　　　　　　　　（D　問題41）

成分 （2錠中）アセトアミノフェン…300mg
添加物としてヒドロキシプロピルセルロース、ケイ酸Ca、セルロース、ポビドン、ステアリン酸Mgを含有する。

効能 1) 悪寒・発熱時の解熱　2) 頭痛・関節痛・咽喉痛・耳痛・筋肉痛・肩こり痛・腰痛・神経痛・歯痛・抜歯後の疼痛・打撲痛・骨折痛・ねんざ痛・月経痛（生理痛）・外傷痛の鎮痛

用法・用量 15才以上…1回2錠　7才以上15才未満…1回1錠
1日3回を限度とし、なるべく空腹時をさけて服用してください。
服用間隔は4時間以上おいてください。

注意 1. 次の人は服用しないでください (1) 本剤又は本剤の成分によりアレルギー症状を起こしたことがある人。(2) 本剤又は他の解熱鎮痛薬、かぜ薬を服用してぜんそくを起こしたことがある人。
2. 次の人は服用前に医師、歯科医師、薬剤師又は登録販売者に相談してください
(1) 医師又は歯科医師の治療を受けている人。(2) 妊婦又は妊娠していると思われる人。(3) 高齢者。(4) 薬などによりアレルギー症状を起こしたことがある人。(5) 次の診断を受けた人。心臓病、腎臓病、肝臓病、胃・十二指腸潰瘍
3. 服用に際しては、説明文書をよく読んでください
4. 直射日光の当たらない湿気の少ない涼しい所に保管してください

OPEN

MEMO

MEMO

JCOPY 〈(社)出版者著作権管理機構 委託出版物〉
本書の無断複写は著作権法上での例外を除き禁じられています。複写される場合は，そのつど事前に，下記の許諾を得てください。 (社)出版者著作権管理機構 TEL.03-3513-6969　FAX.03-3513-6979　e-mail：info@jcopy.or.jp

第37回　救急救命士国家試験問題　解答・解説集

定価（本体価格1,400円＋税）

2014年5月20日	第1版第1刷発行
2015年3月13日	第1版第2刷発行
2017年6月19日	第1版第3刷発行

監　修	山本　保博
発行者	佐藤　枢
発行所	株式会社　へるす出版
	〒164-0001　東京都中野区中野2-2-3
	☎ (03)3384-8035〈販売〉
	(03)3384-8155〈編集〉
	振替 00180-7-175971
	http://www.herusu-shuppan.co.jp
印刷所	広研印刷株式会社

© Yasuhiro YAMAMOTO, 2014, Printed in Japan　〈検印省略〉
落丁本，乱丁本はお取り替えいたします。
ISBN978-4-89269-841-5

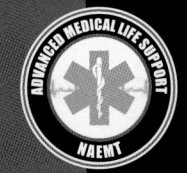

さらなる知識の向上を目指す救急救命士のみならず
初期研修医・看護師など救急医療を担うすべての医療従事者必見!!

AMLS

ADVANCED | MEDICAL | LIFE | SUPPORT

日本語版

観察に基づいたアプローチ

NAEMT

監訳　坂本　哲也〈帝京大学〉・谷川　攻一〈福島県立医科大学〉

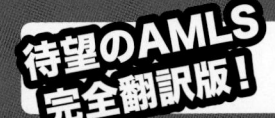

待望のAMLS完全翻訳版!

■ 病院前で適切な臨床判断を下す「AMLS評価手順」が身につく
■ 多くの救命につながる知識を学べる

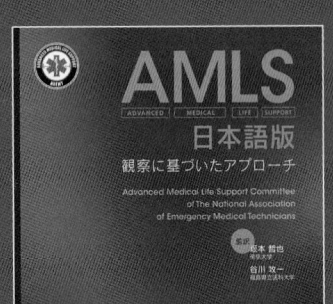

外傷以外の疾病患者に対する対応にはじまり、神経、呼吸、ショック、腹部、感染症、中毒・有害物質・大量破壊兵器について、9章に分かれて詳述されています。さらには、APPENDIXとして、AMLS評価手順、12誘導心電図、臨床検査の基準値、迅速導入気管挿管、薬剤、についてまとめられています。巻末の用語集には各章の重要な用語も掲載!

特徴

● 各章の冒頭に提示されている「シナリオ問題」を念頭に読み進んでいくと、章のおわりで「シナリオ解説」がなされ実践演習が可能となる。
● さらに各章の最後に掲載されている「確認問題」を解きAppendix Fにまとめられている「確認問題の解答」を熟読すると、各章の冒頭に掲げられている目標を達成できる。

見どころ

● 現場で役立つ記憶法が満載!
日本でおなじみのものもそうでないものも必要な知識を簡単に暗記できる!
● 「ご存知でしたか」の項目から最新の知見が得られる!

定価(本体12,000円+税) A4判／580ページ
ISBN978-4-89269-887-3

切り離し可能な付録付き!!

本書の根幹を成す「AMLS 評価手順」をはじめ「一般的な臨床検査値」「厳選された一般的なトキシドローム」「12誘導心電図のリード装着」が記載された付録をポケットに入れて持ち歩ける!!

へるす出版　〒164-0001　東京都中野区中野 2-2-3　TEL 03-3384-8035　FAX 03-3380-8645
http://www.herusu-shuppan.co.jp